Klinik Ginekologiya: Diagnostika va Davolash Asoslari

(Amaliy va nazariy mashg'ulotlar uchun uslubiy qo'llanma)

Sidikova Nixola A'loxon Qizi

© Sidikova Nixola A'loxon Qizi

Klinik Ginekologiya: Diagnostika va Davolash Asoslari

By: Sidikova Nixola A'loxon Qizi

Edition: June '2026

Publisher:

Taemeer Publications LLC (Michigan, USA / Hyderabad, India)

ISBN 978-93-6908-037-3

9 789369 080373

Book	:	**Klinik Ginekologiya: Diagnostika va Davolash Asoslari**
Editor	:	Sidikova Nixola A'loxon Qizi
Publisher	:	Taemeer Publications
Year	:	'2026
Pages	:	190
Title Design	:	*Taemeer Web Design*

Distributed globally through IngramSpark
Printed on demand by Ingram Content Group through regional printing facilities depending on order destination.

Namangan-2026

N.A.SIDIKOVA.

GINEKOLOGIYA.

[Monografiya]

Ushbu o‘quv uslubiy qo‘llanma ginekologiya fanidan tibbiyot oliy ta’lim muassasalari talabalari, hamshiralik yo'nalishi tinglovchilari hamda amaliyotchi tibbiyot mutaxassislari uchun mo'ljallangan.

Qo‘llanma **20 ta asosiy mavzuni** qamrab oladi: ayol reproduktiv sistemasi anatomiyasi va fiziologiyasidan tortib, yallig'lanish kasalliklari, gormon buzilishlari, onkoginekologliya, endometrioz, bepushtlik, kontrasepsiya va klimakterik davrgacha bo'lgan keng doiradagi klinik muammolar ilmiy-akademik tarzda yoritilgan.

Har bir mavzu quyidagi tarkibiy qismlardan iborat:

- uchta aniq **o'quv maqsadi**;
- **tayanch iboralar** va atamalar izohi;
- 10 paragrafdan iborat **ilmiy-amaliy matn**;

- mustaqil o'rganish uchun **savol va topshiriqlar**;
- to'g'ri javobi ko'rsatilgan **10 ta test savoli**.

Qo'llanma oxirida **100 dan ortiq atamani** o'z ichiga olgan alfavitli **glossariy** va **25 ta adabiyot manbai** keltirilgan.

Matn zamonaviy tibbiyot standartlariga, xalqaro klinik qo'llanmalarga (WHO, FIGO, ESHRE) va milliy protokollarga asoslanib yozilgan. Uslub ilmiy-akademik bo'lib, klinik amaliyotga yo'naltirilgan.

Ma'sul muharrir:

Taqrizchilar: Xolmirzayev Orifjon Numonjon o'g'li – dotsent

Tajibayeva Laylo Rustamovna– tibbiyot fanlari bo'yicha falsafa doktori (Phd).

1-MAVZU: GINEKOLOGIYAGA KIRISH. GINEKOLOGIK TEKSHIRUV USULLARI. GINEKOLOGIK BEMORNI KUZATISH

REJA

1. Ginekologiya fanining predmeti, vazifalari va tarixi

2. Ginekologik bemorni tekshirishning asosiy usullari

3. Ginekologik bemorni kuzatish va hamshira parvarishi

Tayanch iboralar

Ginekologiya | Reproduktiv salomatlik | Anamnez | Spekulyar ko'rik | Bimanual tekshiruv | Kolposkopiya | Sitologik tahlil | Ginekologik kreslo | Aseptika | Hamshira parvarishi

Ginekologiya — ayollar jinsiy a'zolarining kasalliklari, ularning oldini olish va davolash usullarini o'rganuvchi tibbiyot fani. So'z yunoncha 'gyne' (ayol) va 'logos' (fan) so'zlaridan kelib chiqadi. Bu fan qadimdan rivojlanib kelgan bo'lib, bugun zamonaviy tibbiyotning eng muhim va keng qamrovli sohalaridan biriga aylangan. Ginekologiya reproduktologiya, onkoгинекologiya, endokrinologiya va boshqa tibbiyot sohalari bilan chambarchas bog'liq.

Ayollar jinsiy a'zolari anatomik jihatdan tashqi va ichki qismlarga bo'linadi. Tashqi jinsiy a'zolar: katta va kichik jinsiy lablar, klitor, qin kirishi, Bartolin bezlari. Ichki jinsiy a'zolar: qin, bachadon, bachadon naylari (trubalar), tuxumdonlar. Ushbu a'zolarning normal anatomiyasi va fiziologiyasini bilish ginekologik kasalliklarni tushunishning asosi.

Ginekologik anamneznini yig'ish — bu tekshiruvning birinchi va eng muhim bosqichi. Anamnezda quyidagilar aniqlanadi: menstrual sikl tarixi (boshlanishi, davomiyligi, muntazamligi, og'riqliligi), jinsiy faoliyat tarixi, homiladorlik va tug‘ruqlar, o‘tmishdagi kasalliklar va operatsiyalar, oilaviy anamnez, allergik reaksiyalar. To‘g‘ri yig‘ilgan anamnez ko‘pincha tashxis qo‘yishda hal qiluvchi rol o‘ynaydi.

Ginekologik ko‘rik asosiy ikki usulni o‘z ichiga oladi: spekulyar ko‘rik va bimanual tekshiruv. Spekulyar ko‘rikda qin speculum (oyna) yordamida qin va bachadon bo‘yni ko‘riladi. Bimanual tekshiruvda bir qo‘l qorin devorida, ikkinchi qo‘l barmoqlari qinda joylashtiriladi va bachadon hamda tuxumdonlar palpatsiya qilinadi. Bu usullar yordamida ko‘plab patologiyalar aniqlanadi.

Ginekologik tekshiruv gigiyena talablariga to‘liq javob beradigan sharoitda o‘tkaziladi. Bemor ginekologik kreslo yoki stoliga yotqiziladi. Tibbiyot xodimi aseptika qoidalariga qat'iy rioya qilishi, steril qo‘lqop kiyishi shart. Har bir bemordan keyin asbob-uskunalar dezinfektsiya qilinadi. Bemorning maxfiyligini saqlash va uning qulayligini ta'minlash hamshiraning asosiy vazifasidir.

Kolposkopiya — bachadon bo'ynini maxsus optik asbob (kolposkop) yordamida kattalashtirilib ko'rish usuli. Surunkali servisit, eroziya, displaziya yoki saraton gumonida o'tkaziladi. Protsedura paytida sirkasirka kislotasi yoki Lyugol eritmasi bilan bo'yash amalga oshiriladi va o'zgargan hujayralarga xos ranglanish belgilarini baholash mumkin. Kolposkopiya biopsi uchun ham qo'llaniladi.

Sitologik tahlil (Pap-smear) — bachadon bo'yni saratingini erta aniqlash uchun o'tkaziladigan skrinig tekshiruvi. Bachadon bo'ynidan shilimshiq surib olinib, laboratoriyada ko'rib chiqiladi. 21 yoshdan boshlab har 3 yilda bir marta o'tkazish tavsiya etiladi. Bu oddiy va arzon protsedura yuzlab ming ayolning hayotini saqlab qolmoqda.

Ultratovush tekshiruvi (UTT/UZI) ginekologiyada eng keng qo'llaniladigan instrumental usullardan biri. Qorin ustidan va transvaginal (qin orqali) o'tkazilishi mumkin. Transvaginal UTT bachadonni, tuxumdonlarni, follikulalarni, kistalarni, miomalarni va endometriy qalinligini baholashda juda informativ. Xavfsiz, og'riqsiz va arzon usul.

Laboratoriya tekshiruvlari ginekologik diagnostikaning ajralmas qismi. Umumiy qon va siydik tahlillari, qin mikroflorasi tahlili (smear), STI skriningi (klamidiya, gonoreya, sifilиc va boshqalar), gormonal qon tahlillari (FSG, LG, estrogen, progesteron, prolaktin, TSG), onkomarkerlar (CA-125) — bularning barchasi kasallikning to'liq manzarasini ko'rishga imkon beradi.

Ginekologik bemorni kuzatishda hamshiraning roli: bemorni to'g'ri tayyorlash (ko'rik oldidan siydik pufagini bo'shatish, intim gigiena), protsedura davomida psixologik qo'llab-quvvatlash, aseptika qoidalariga rioya qilish, olingan materiallarni laboratoriyaga to'g'ri yuborish, bemorning savol va tashvishlariga javob berish. Hamshira ginekologik komandasining muhim a'zosi sifatida ishlaydi.

Savol va topshiriqlar

1. Ginekologik anamnezda qanday ma'lumotlar yig'iladi?
2. Spekulyar ko'rik va bimanual tekshiruvning farqi nimada?
3. Pap-smear tekshiruvi nima uchun o'tkaziladi?
4. Transvaginal UTT ning afzalliklari qaysilar?

Test savollari

1. Ginekologiya so'zi qaysi tildan kelib chiqadi?

   A) Lotin

   B) Yunoncha *

   C) Arab

   D) Fransuz

2. Spekulyar ko'rikda qaysi a'zo ko'riladi?

A) Tuxumdon

B) Bachadon nayi

C) Qin va bachadon bo‘yni *

D) Siydik pufagi

3. Pap-smear qanday skrinig maqsadida o‘tkaziladi?

A) Mioma aniqlash

B) Bachadon bo‘yni saratingini erta aniqlash *

C) Homiladorlik aniqlash

D) Qin infeksiyasi

4. Bimanual tekshiruv qanday amalga oshiriladi?

A) Faqat qorindan

B) Faqat qindan

C) Bir qo‘l qorinda, bir qo‘l qinda *

D) Tashqi ko‘rik

5. Kolposkopiyada qaysi modda bilan bo‘yash o‘tkaziladi?

A) Yod eritmasi yoki sirkasirka kislotasi *

B) Ko‘k bo‘yoq

C) Qon

D) Tuzli eritma

6. Transvaginal UTT qaysi holatda afzal?

A) Homiladorlikning kech davrida

B) Tuxumdon va endometriyni yaxshi ko‘rishda *

C) Faqat qorin og‘rig‘ida

D) Saraton gumonida

7. Pap-smear qachon boshlanishi tavsiya etiladi?

A) 15 yoshdan

B) 18 yoshdan

C) 21 yoshdan *

D) 25 yoshdan

8. Ginekologik ko‘rikda aseptikaga rioya qilish nimani anglatadi?

A) Faqat yuvish

B) Steril qo‘lqop va dezinfeksiya *

C) Qo‘lqopsiz ishlash

D) Faqat gigiena

9. CA-125 qanday tekshiruv?

A) Bakterial infeksiya belgisi

B) Tuxumdon saratoni uchun onkomarker *

C) Gormonal tahlil

D) Qin mikroflorasi

10. Ginekologik ko‘rik oldidan bemor nima qilishi kerak?

A) Ko‘p suv ichish

B) Siydik pufagini bo‘shatish *

C) Ovqat yeyish

D) Dam olish

2-MAVZU: MENSTRUAL SIKL VA UNING BUZILISHLARI. AMENOREYA, DISMENOREYA, MENORRAGIYA

REJA

1. Menstrual sikl: me’yor va fiziologiyasi

2. Menstrual siklning buzilishlari: turlari va sabablari

3. Amenoreya, dismenoreya va menorragiyani davolash tamoyillari

Tayanch iboralar

Menstrual sikl | Amenoreya | Dismenoreya | Menorragiya | Metrorragiya | FSG | LG | Estrogen | Progesteron | Ovulyatsiya

Menstrual sikl — bu bachadon shilliq qavatining (endometriy) gormonal ta'sir ostida muntazam ravishda yangilanishi jarayoni bo'lib, undan qon ajralishi — hayz ko'rish bilan tugaydi. Normal menstrual sikl 21-35 kun, hayz ko'rish muddati 3-7 kun, yo'qotilgan qon miqdori 30-80 ml. Sikl taxminan 12-13 yoshdan boshlanadi (menarhe) va 45-55 yoshgacha davom etadi (menopauza).

Menstrual siklning gormonal boshqarilishi: gipotalamus → gipofiz → tuxumdon o'qi asosida amalga oshadi. Folikul stimullovchi gormon (FSG) follikulani o'stiradi, lyuteinlovchi gormon (LG) ovulyatsiyani qo'zg'atadi, estrogen proliferatsiya fazasini, progesteron sekretoriya fazasini ta'minlaydi. Bu gormonal muvozanatning buzilishi siklning har xil patologiyalariga olib keladi.

Amenoreya — hayz ko'rishning yo'qligi. Birlamchi amenoreya: 16 yoshga qadar hayz boshlanmasa. Ikkilamchi amenoreya: avval normal sikl bo'lgan, ammo 3 va undan ko'p oylik to'xtab qolish holati. Sabablari: stres, tana vazni keskin o'zgarishi, gormonal buzilishlar, giperprolaktinemiya, politsistik tuxumdon sindromi, erta menopauza. Homiladorlik ham ikkilamchi amenoreya sababi sifatida albatta istisno qilinishi kerak.

Dismenoreya — hayz davridagi og'riq. Birlamchi dismenoreya: aniq organik sabab bo'lmagan, ko'pincha prostaglandinlar oshishi bilan bog'liq. Odatda yoshlarda uchraydi va yoshlar bilan kamayadi. Ikkilamchi dismenoreya: endometrioz, mioma, yallig'lanish kasalliklari kabi organik patologiyalar sababli. Og'riq odatda hayz boshlanishi bilan qorin pastiga, belga, sonlarga tarqaladi.

Menorragiya — hayzning me'yordan ko'p (>80 ml) yoki uzoq (>7 kun) bo'lishi. Sabablari: mioma uteri, endometrial polip, adenomyoz, qon ivish buzilishlari, gormonal muvozanat buzilishi, bachadon ichidagi kontraseptiv. Ko'p qon ketish anemiya rivojlanishiga olib keladi. Klinik belgilari: haddan ziyod qon yo'qotish, qon iviqlarining ajralishi, zaiflik, bosh aylanishi.

Metrorragiya — hayzdan tashqari (sikldan mustaqil) qon ketish. Har qanday yoshdagi ayolda jiddiy patologiyaga ishora qilishi mumkin: bachadon saratingi, endometrioz, atipik endometrial giperplaziya, saraton, polip. Shuning uchun sikldan tashqari qon ketish albatta tekshirib ko'rilishi kerak.

Menstrual siklning buzilishlarini aniqlash uchun tekshiruvlar: gormonal qon tahlili, transvaginal UTT, bachadon bo'yni sitologiyasi, qin mikroflorasi, kerak bo‘lganda gisteroskopiya va endometriyal biopsi. Qon ivish tizimini baholash ham muhim, ayniqsa ko‘p qon ketish holatlarida.

Dismenoreya davolash: birlamchi dismenoreya uchun NSAIDlar (ibuprofen, naprokshen), oral kontraseptivlar, issiq (issiq grёlka), fizioterapiya. Ikkilamchi dismenoreya uchun asosiy kasallikni davolash: endometrioz bo‘lsa gormon terapiyasi yoki operatsiya, mioma bo‘lsa uning davolash usullari.

Amenoreya davolash: sababga qarab farqlanadi. Stress va vazn yo‘qotishda psixologik ko‘mak va ovqatlanishni normallash. Giperprolaktinemiyada dopamin agonistlari (bromokriptin). PTOS da sikl normallashtirish. Birlamchi amenoreya anatomik sabablarda jarrohlik aralashuvi. Gormonal yetishmovchilikda gormono‘rin bosish terapiyasi.

Menstrual siklning buzilishlarida hamshira parvarishi: bemorning shikoyatlarini tinglash va qayd etish, hayz kalendarini yuritishni o‘rgatish, qon yo‘qotish miqdorini baholash, anemiya belgilarini kuzatish (rangparlik, zaiflik, taxikardiya), dori buyruqlarini bajarish, bemorni tekshiruv usullariga tayyorlash va ularga tushuntirish berish.

Savol va topshiriqlar

1. Normal menstrual siklning ko‘rsatkichlari qaysilar?
2. Birlamchi va ikkilamchi amenoreya farqi nimada?
3. Dismenoreya davolashda qaysi dori guruhlari ishlatiladi?
4. Menorragiya va metrorragiyaning farqi nimada?

Test savollari

1. Normal menstrual sikl muddati qancha?

A) 14-20 kun

B) 21-35 kun *

C) 40-50 kun

D) 7-10 kun

2. Ovulyatsiyani qo‘zg‘atuvchi gormon qaysi?

A) FSG

B) LG *

C) Estrogen

D) Progesteron

3. Birlamchi amenoreya ta’rifi qaysi?

A) Avval bo‘lgan hayz to‘xtashi

B) 16 yoshga qadar hayz boshlanmasligi *

C) Og‘riqli hayz

D) Ko‘p qon ketish

4. Dismenoreya davolashda qaysi dori ishlatiladi?

A) Antibiotik

B) NSAIDlar (ibuprofen) *

C) Antifungal

D) Antiviral

5. Menorragiya qanday holat?

A) Hayzdan tashqari qon ketish

B) Hayzning yo‘qligi

C) Ko‘p yoki uzoq hayz *

D) Og‘riqli hayz

6. Metrorragiya nima?

A) Ko‘p hayz

B) Sikldan mustaqil qon ketish *

C) Og‘riqli hayz

D) Kech hayz

7. PTOS amenoreyada qaysi tuzatish usuli qo‘llaniladi?

A) Antibiotik

B) Sikl normallashtirish *

C) Operatsiya

D) Fizioterapiya

8. Giperprolaktinemiyada qaysi dori ishlatiladi?

A) Estrogen

B) Bromokriptin *

C) Progesteron

D) Ibuprofen

9. Menstrual siklni boshqaruvchi gormon o‘qi qaysi?

A) Buyrak usti bezi → buyrak

B) Gipotalamus → gipofiz → tuxumdon *

C) Gipofiz → buyrak

D) Bachadon → tuxumdon

10. Hayz kalendarini yuritish nima uchun muhim?

A) Faqat eslatma uchun

B) Siklni kuzatish va patologiyani aniqlash *

C) Shifokor uchun emas

D) Kontrasepsiya uchun faqat

3-MAVZU: JINSIY A'ZOLARNING YALLIG'LANISH KASALLIKLARI: VULVIT, KOLPIT, SERVISIT, ENDOMETRIT, ADNEKSIT

REJA

1. Jinsiy a'zolar yallig'lanish kasalliklarining etiologiyasi va tasnifi

2. Asosiy yallig'lanish kasalliklarining klinik ko'rinishlari va tashxisi

3. Davolash va profilaktika tamoyillari

Tayanch iboralar

Vulvit | Kolpit (vaginit) | Servisit | Endometrit | Adneksit (salpingo-oforit) | Pelvik yallig'lanish kasalligi (PYK) | Florasi buzilishi | Antibiotik terapiya | Anaerob infeksiya | Recurrence profilaktika

Jinsiy a’zolarning yallig‘lanish kasalliklari — ginekologiya amaliyotida eng ko‘p uchraydigan patologiyalar guruhi. Ular ayollarning 60-65% da tashxislanadi va seksual faol yoshdagi ayollarda ayniqsa keng tarqalgan. Yallig‘lanish kasalliklarini o‘z vaqtida davolash bepushtlik, surunkali og‘riq sindromi va boshqa jiddiy asoratlarning oldini olishda muhim ahamiyatga ega.

Vulvit — tashqi jinsiy a’zolar yallig‘lanishi. Qo‘zg‘atuvchilari: bakteriyalar (stafilokokk, streptokokk), zamburug‘lar (Candida), parazitlar (qo‘tir). Alomatlari: qichishish, kuyish, qizarish, shish, og‘riq. Ko‘pincha qandli diabet, immunitet pasayishi, personal gigiena buzilishi yoki antibiotik qabuli foni da rivojlanadi.

Kolpit (vaginit) — qin shilliq qavatining yallig'lanishi. Trixomoniaz (Trichomonas vaginalis), bakterial vaginoz (Gardnerella va boshqa anaerob bakteriyalar), kandidoz (Candida albicans) — eng ko'p uchraydigan turlari. Har turi o'ziga xos ajralmalar: trixomoniazda ko'pikli sariq-yashil, bakterial vaginozda baliq hidi bilan kulrang-oq, kandidozda qatiq ko'rinishidagi oq ajralmalar.

Servisit — bachadon bo'ynining yallig'lanishi. Shilimshiq ajralmalar, bachadon bo'ynining qizarishi va ko'rik paytida og'riqliligi bilan namoyon bo'ladi. Ko'pincha klamidiya, gonoreya, herpes virus qo'zg'atadi. Surunkali servisit eroziya va displaziyaga olib kelishi mumkin. Davolash: sabab mikroorganizmga qarab antibiotik terapiyasi.

Endometrit — bachadon shilliq qavatining (endometriy) yallig'lanishi. O'tkir endometrit ko'pincha tug'ruqdan, abortdan yoki bachadon ichiga kirgizilgan asbob-uskunalar sababli rivojlanadi. Alomatlari: qorin pastida og‘riq, isitma, yiringli ajralmalar, hayz buzilishi. O‘tkir endometrit hospitalizatsiyani va vena yo‘li orqali antibiotik davolashni talab etadi.

Adneksit (salpingo-oforit) — bachadon naylari va tuxumdonlarning yallig‘lanishi. Ko‘pincha qo‘shma (salpingo-oforit) yoki bir tomonlama bo‘lishi mumkin. Sababi: gonokok, klamidiya, anaerob bakteriyalar. Surunkali adneksit spaykalarga, nay bitishishiga va buning oqibatida bepushtlikka olib keladi. O‘tkir davr: isitma, qorin pastida kuchli og‘riq, qon tahlilida leykotsitoz.

Pelvik yallig‘lanish kasalligi (PYK) — yuqori jinsiy yo‘llari yallig‘lanishining umumiy atamasi, endometrit, salpingit, oforit va pelvioperitonitni o‘z ichiga oladi. Davolanmagan PYK og‘ir asoratlar beradi: bachadon nayi absessi, peritonit, septikemiya, bepushtlik, ektopik homiladorlik xavfini oshiradi.

Tashxis qo'yish uchun: qin ajralmalaridan smear va ekish, qon va siydik tahlili, UTT (suyuqlik to'planishi, absess), kerak bo'lsa laparoskopiya. Klamidiya va gonoreya uchun PCR testlari albatta o'tkaziladi. CRP, ESR, leykositoz yallig'lanishning ob'ektiv belgilari.

Davolash tamoyillari: etiotropik (sababga qarab) antibiotik terapiyasi. Ko'pincha keng spektrli kombinatsiya: metronidazol + doksisiklin yoki amoksisilin/klavulanat + metronidazol. O'tkir holatlarda vena yo'li, surunkali holatlarda oral antibiotiklar. Davolash muddati 10-14 kun. Jinsiy sherigi ham tekshirib, kerak bo'lsa davolanishi shart.

Profilaktika: jinsiy aloqada prezervativ ishlatish, shaxsiy gigiena, muntazam ginekologik ko'rik, STI skrinigi, hamkor sifatiga e'tibor. Hamshira parvarishi: bemorni tekshiruvlarga tayyorlash, dori buyruqlarini bajarish, drip terapiyasini kuzatish, bemorga gigiena va profilaktika haqida ma'lumot berish.

Savol va topshiriqlar

1. Trixomoniaz va bakterial vaginozning ajralmalar xarakterini solishtiring.
2. O'tkir endometrit qanday davolanadi?
3. PYK dan qanday asoratlar rivojlanishi mumkin?
4. Adneksitning bepushtlik bilan bog'liqligi nimada?

Test savollari

1. Bakterial vaginozning xarakterli ajramalisi?

A) Ko'pikli sariq

B) Baliq hidi bilan kulrang-oq *

C) Qatiq ko'rinishidagi oq

D) Qonli

2. Kandidoz qaysi zamburug' qo'zg'atadi?

A) Trichomonas

B) Gardnerella

C) Candida albicans *

D) Klamidiya

3. Servisitning keng tarqalgan sababchisi?

A) Klamidiya, gonoreya *

B) E. coli

C) Stafilokokk

D) Virus

4. O‘tkir endometrit ko‘pincha qanday holatlarda rivojlanadi?

A) O‘z-o‘zidan

B) Tug‘ruqdan yoki abortdan keyin *

C) Faqat yoshlarda

D) Menopauzada

5. Adneksit qaysi a’zolarning yallig‘lanishi?

A) Qin va bo‘yin

B) Bachadon naylari va tuxumdonlar *

C) Vulva

D) Endometriy

6. PYK nima?

A) Qin yallig‘lanishi

B) Yuqori jinsiy yo‘llar yallig‘lanishi *

C) Tashqi a'zolar kasalligi

D) Saraton

7. Surunkali adneksitning asosiy asorati?

A) Saraton

B) Spayкalar va bepushtlik *

C) Mioma

D) Endometrioz

8. Antibiotik terapiyasida ko'pincha qaysi kombinatsiya ishlatiladi?

A) Metronidazol + doksisiklin *

B) Aspirin + antifungal

C) Vitamin + progesteron

D) Faqat penitsillin

9. Vulvitda qaysi simptom xarakterli?

A) Qorin og'rig'i

B) Qichishish, kuyish, qizarish *

C) Ko'ngil aynishi

D) Isitma

10. STI profilaktikasida prezervativ roli?

A) Ahamiyatsiz

B) Eng samarali himoya usullaridan biri *

C) Faqat homiladorlikdan

D) Har doim 100% samarali

4-MAVZU: JINSIY YO'L BILAN YUQADIGAN INFEKSIYALAR (JYYI): KLAMIDIYA, GONOREYA, SIFILIS, HERPES, HPV

REJA

1. JYYI ning epidemiologiyasi, tasnifi va tarqalish yo'llari

2. Asosiy JYYI klarning klinik ko'rinishlari va tashxisi

3. JYYI davolash va profilaktika

Tayanch iboralar

JYYI (STI) | Klamidiya | Gonoreya | Sifilis | Herpes genitalis | HPV (papillomavirus) | PCR diagnostika | Kontakt yo'l | Prezervativ | Skrinig

Jinsiy yo'l bilan yuqadigan infeksiyalar (JYYI, inglizcha STI) — jinsiy aloqa orqali yuqadigan infeksion kasalliklar guruhi. Dunyo bo'yicha har kuni 1 million dan ortiq yangi JYYI holatlari ro'yxatga olinadi. Ko'plab JYYI simptomsiz kechishi mumkin va davolanmasa jiddiy asoratlarga — bepushtlik, saraton, perinatologik muammolarga olib keladi.

Klamidiya — Chlamydia trachomatis qo'zg'atadigan JYYI. Eng keng tarqalgan bakterial JYYI. Ko'pincha simptomsiz kechadi. Ayollarda servisit, endometrit, adneksit, qin nayi shikastlanishi, bepushtlik keltirib chiqaradi. Tashxis: PCR test. Davolash: doksisiklin 100 mg x 2 marta 7 kun yoki azitromitsin 1 g bir marta.

Gonoreya — Neisseria gonorrhoeae qo'zg'atadigan JYYI. Ayollarda tez-tez simptomsiz yoki siydik qilishda og'riq, yiringli ajralmalar bilan kechadi. Davolanmasa PYK, bepushtlik, ektopik homiladorlik. Yangi tug'ilgan bolaga ko'z yallig'lanishini o'tkazishi mumkin (neonatal gonoblenoreya). Ko'p antibioтikga chidamli shtammlar muammo bo‘lib qolmoqda. Davolash: seftriakson + azitromitsin kombinatsiyasi.

Sifilis — Treponema pallidum qo‘zg‘atuvchi bakterial JYYI. Uch bosqichda kechadi: I bosqich — shanкr (og‘riqsiz yara), II bosqich — toshma, limfa tugunlari kattalashishi, III bosqich — ichki a’zolar, asab tizimi shikastlanishi. Homiladorlarda homilaga o‘tishi (tug‘ma sifilis) xavfli. Tashxis: VDRL, RPR, TPHA testlari. Davolash: penitsillin preparatlari.

Herpes genitalis — Herpes simplex virus (HSV-2, kamroq HSV-1) qo‘zg‘atadi. Ko‘rinishlari: og‘riqli pufaklar va yaralar, yonish, qichishish. Kasallik surunkali bo‘lib, qayta qo‘zalanib turadi. Immunitet pasayishi, stres, hayz paytida qayta qo‘zalanish. Davolash: atsiklovir, valatsiklovir — simptomlarga yordam beradi, ammo virusni to‘liq yo‘q qilmaydi.

Inson papillomavirus infeksiyasi (HPV) — dunyoda eng keng tarqalgan JYYI. 100 dan ortiq seroтiplari mavjud, ulardan 16 va 18 onkogen (saraton qo'zg'atuvchi). HPV bachadon bo'yni saratingining asosiy sababi (95% holatlarda). Ko'pchilikda 1-2 yil ichida immunitet o'zi bartaraf etadi. Profilaktik vaksinatsiya (Gardasil, Cervarix) muhim. Skrinig: Pap-smear + HPV genotipalsh.

Trixomoniaz — Trichomonas vaginalis qo'zg'atuvchi protozoy infeksiya. Ayollarda ko'pikli, sariq-yashil, yoqimsiz hidli ajralmalar, qichishish, kuyish. Erkaklar ko'pincha simptomsiz tashuvchi. Davolash: metronidazol yoki tinidazol (ikkala jinsiy sherik ham davolanishi shart). Prezervativ o'tkazuvchanligiga nisbatan ta'sirchan.

JYYI diagnostikasi: PCR — eng sezgir usul (klamidiya, gonoreya, herpes, HPV, trixomoniaz uchun). Serologik testlar (sifilis, HIV uchun). Qin smear va ekish. Kolposkopiya (HPV o‘zgarishlari uchun). Ko‘pgina JYYI birgalikda kechishi mumkin — kompleks skrining tavsiya etiladi.

JYYI profilaktikasi: to‘g‘ri va muntazam prezervativ ishlatish, jinsiy sheriklar sonini kamaytirish, muntazam tekshiruvdan o‘tish, HPV vaksinatsiyasi (yoshlarga tavsiya etiladi). Ona-bola yo‘li: homilador ayollar skrinigi, tug‘ruq paytida muolajalar (neonatal gonoblenoreya profilaktikasi uchun ko‘zga ko‘z tomizgisi).

Hamshira parvarishi JYYI da: maxfiylikni saqlash, mahbub yondashuv, qo‘rqitmasdan ma’lumot berish, jinsiy sherikni ham tekshiruvga yuborish, davolash tartibini tushuntirish, profilaktika haqida suhbat. JYYI bilan kasallangan bemorlar ko‘pincha uyatchilik his qiladi — hamshiraning psixologik qo‘llab-quvvatlashi muhim.

Savol va topshiriqlar

1. Klamidiya nima uchun 'jim infeksiya' deb ataladi?

2. HPV va bachadon bo'yni saratoni o'rtasidagi bog'liqlik nimada?

3. Gonoreya davolashda qaysi antibiotik birinchi tanlov?

4. JYYI profilaktikasining asosiy usullari qaysilar?

Test savollari

1. JYYI ning keng tarqalgan bakterial turi?

A) Gonoreya

B) Klamidiya *

C) Sifilis

D) Herpes

2. Sifilis qaysi bosqichda shanкr paydo bo'ladi?

A) III bosqich

B) II bosqich

C) I bosqich *

D) IV bosqich

3. HPV ning qaysi serotiplari onkogen?

A) 6 va 11

B) 16 va 18 *

C) 1 va 2

D) 31 va 45

4. Trixomoniaz davolashda qaysi dori ishlatiladi?

A) Doksisiklin

B) Metronidazol *

C) Atsiklovir

D) Penitsillin

5. Herpes genitalis qaysi virus qo‘zg‘atadi?

A) HPV

B) HIV

C) HSV-2 *

D) CMV

6. JYYI ning eng sezgir diagnostika usuli?

A) Mikroskopiya

B) PCR test *

C) Qon tahlili

D) UTT

7. Gonoreya neonatal asorati qaysi?

A) Eshitish yo'qolishi

B) Ko'z yallig'lanishi (gonoblenoreya) *

C) Teri kasalligi

D) Tishlar shikastlanishi

8. Klamidiya davolashda qaysi dori birinchi tanlov?

A) Penitsillin

B) Metronidazol

C) Doksisiklin yoki azitromitsin *

D) Atsiklovir

9. HPV profilaktik vaksinasi?

A) BCG

B) OPV

C) Gardasil yoki Cervarix *

D) MMR

10. JYYI profilaktikasining samarali usuli?

A) Faqat gigiena

B) Prezervativ ishlatish *

C) Vitamin ichish

D) Parxez

5-MAVZU: BACHADON BO'YNI KASALLIKLARI: EROZIYA, EKTOPIYA, DISPLAZIYA, SARATON OLDI HOLATLARI

REJA

1. Bachadon bo'yni patologiyalarining tasnifi va rivojlanish mexanizmlari

2. Eroziya, ektopiya va leykoplakiyaning klinik ko'rinishi va tashxisi

3. Displaziya va saraton oldi holatlarda davolash va kuzatuv

Tayanch iboralar

Bachadon bo'yni eroziyasi | Ektopiya | Displaziya | CIN (servikal intraepitelial neoplaziya) |

Kolposkopiya | Biopsi | Krio- va lazer terapiyasi | Konizatsiya | HPV | Pap-smear

Bachadon bo‘yni — bachadon va qin o‘rtasidagi kanal bo‘lib, uning shilliq qavati silindrli (endoservikal) va yassi (ekzoservikal) epiteliydan iborat. Bu ikki epiteliy uchrashgan zona — transformatsiya zonasi deb ataladi. Kasalliklar ko‘pincha aynan shu mintaqada rivojlanadi. Bachadon bo‘yni kasalliklari ginekologiyada keng tarqalgan va saraton oldi holatlarning eng ko‘p kuzatiladigan joyi.

Bachadon bo‘yni eroziyasi — xalq orasida keng tarqalgan atama, ammo tibbiyotda aniqroq terminlar ishlatiladi: haqiqiy eroziya (qavat yemirilishi) va psevdoeroziya (ektopiya). Ektopiya — silindrli epiteliyning tashqi bo‘yinni qoplashi. Ko‘pincha yoshlarda, kontraseptiv qabul qiluvchi va homilador ayollarda uchraydi. Ko‘p hollarda fiziologik holat.

Ektopiya ba'zida simptomsiz, ba'zida aloqadan keyingi qon ketish, ajralmalar bilan kechadi. Kolposkopiyada tarvuzsimon qizil maydon ko'rinadi. Davolanmasa infektsiya va transformatsiya uchun fon yaratadi. Komplikatsiyasiz ektopiyada hech qanday davolash talab etilmaydi — kuzatuv yetarli. Faqat infeksiya yoki rezistentlik bo'lsa davolanadi.

Leykoplakiya — bachadon bo'ynida oq dog'lar ko'rinishidagi keratin bilan qoplangan maydon. Ko'rish asosida aniqlanadi va kolposkopiya + biopsiyani talab etadi. Soda leykoplakiya — fibroz o'zgarish, onkologik xavf past. Atipik leykoplakiya — hujayralarda atipizm belgilari bor, yuqori xavf. Biopsi natijasiga qarab davolash.

CIN (Servikal Intraepitelial Neoplaziya) — bachadon bo'yni epiteliyidagi o'zgarishlar (displaziya). CIN I — engilroq o'zgarishlar (ko'pincha o'z-o'zidan yo'qoladi), CIN II —

o‘rtacha, CIN III — og‘ir displaziya, carcinoma in situ. HPV infeksiyasi CIN ning asosiy sababi. Tashxis: Pap-smear + kolposkopiya + biopsi.

Tashxis algoritmi: 1) Pap-smear skrining; 2) Anomal natijada kolposkopiya; 3) Shubhali sohadan biopsi; 4) Histologik tekshiruv. Pap-smear natijasi Bethesda tizimi bo‘yicha: Normal, ASC-US, LSIL, HSIL, Saraton. HPV genotipalash (16, 18 yuqori xavfli) qo‘shimcha ma’lumot beradi.

CIN I davolash: 12-24 oyga kuzatuv (ko‘pincha o‘z-o‘zidan yo‘qoladi). CIN II-III davolash: destruktiv usullar (krio-, lazer, elektrokoagulyatsiya) yoki konizatsiya (bachadon bo‘ynidan koni shaklida to‘qima kesish). Konizatsiya ham davolaydi, ham to‘liq histologik tekshiruvga material beradi.

Saraton in situ (0 bosqich) va I bosqich bachadon bo‘yni saratoni tajribali markazlarda davolanadi. Yoshlarda organ saqlash — konizatsiya yoki trakhelesktomiya. Katta yoshlilarda va II-IV bosqichda — gisterektomiya + radioterapiya + kimyoterapiya. Tashxis qanchalik erta qo'yilsa, prognoz shunchalik yaxshi.

Davolovchi protseduralardan keyin parvarish: jimikhonaga borishdan oldin 4-6 hafta jinsiy aloqadan tiyilish, og'ir jismoniy ish taqiqlash, ajralmalar va og'riqni kuzatish. Konizatsiyadan keyin hayz ko'payishi mumkin. Kuzatuv: 3 oydan keyin kolposkopiya va smear.

Profilaktika va hamshira roli: muntazam Pap-smear skriningni targ'ib qilish, HPV vaksinatsiyasi haqida ma'lumot berish, jinsiy gigienani saqlash, erta tibbiy yordamga murojaat qilishni rag'batlantirish. Bachadon bo'yni saratoni oldini olishda skrining va vaksinatsiya kombinatsiyasi eng samarali yondashuv.

Savol va topshiriqlar

1. Transformatsiya zonasi nima va nima uchun muhim?

2. CIN klassifikatsiyasi qanday?

3. Konizatsiyaning maqsad va usulini tushuntirib bering.

4. Bachadon bo‘yni saratoni profilaktikasida skriningning roli nimada?

Test savollari

1. Transformatsiya zonasida qaysi kasalliklar ko‘proq rivojlanadi?

A) Mioma

B) Bachadon bo‘yni patologiyalari *

C) Tuxumdon kistasi

D) Endometrioz

2. CIN III nima?

A) Engil displaziya

B) O‘rtacha displaziya

C) Og‘ir displaziya *

D) Metastaz

3. Bachadon bo‘yni saratoni asosiy sababi?

A) Stres

B) HPV *

C) Gormonal buzilish

D) Mioma

4. Ektopiya ko‘pincha qaysi guruhda uchraydi?

A) Menopauzada

B) Yoshlarda va homiladorlarda *

C) Faqat infeksiyada

D) 50 yoshdan keyin

5. Pap-smear Bethesda bo‘yicha HSIL nima?

A) Normal

B) Engil o‘zgarish

C) Og‘ir intraepitelial shikastlanish *

D) Metastaz

6. Konizatsiya nima?

A) Bachadon olib tashlash

B) Bo‘yin koni shaklida kesish *

C) Lazer terapiyasi

D) Kimyoviy kuydirish

7. CIN I da qanday taktika tavsiya etiladi?

A) Darhol operatsiya

B) 12-24 oylik kuzatuv *

C) Kimyoterapiya

D) Gisterektomiya

8. Kolposkopiyada qizil maydon nima ko'rsatadi?

A) Normal epiteliy

B) Silindrli epiteliy (ektopiya) *

C) Saraton

D) Infeksiya

9. HPV 16 va 18 serotiplarining xususiyati?

A) Kondiloma hosil qiladi

B) Onkogen — saraton qo'zg'atadi *

C) Simptomsiz

D) Gerpesga o'xshash

10. Konizatsiyadan keyin jinsiy aloqadan qachon tiyilish kerak?

A) 1 hafta

B) 2 hafta

C) 4-6 hafta *

D) 6 oy

6-MAVZU: BACHADON MIOMASI (FIBROMIYOMA UTERI). ETIOLOGIYASI, KLINIKASI, DAVOLASH

REJA

1. Bachadon miomasi: ta'rifi, etiologiyasi va tasnifi

2. Klinik ko'rinishlari va tashxisi

3. Davolash usullari: konservativ, minimal invaziv va jarrohlik

Tayanch iboralar

Mioma uteri | Leymomioma | Submukoz | Subsepoz | Intramural | Menorragiya | Gisteroskopiya | Embolizatsiya | Miomektomiya | Gisterektomiya

Bachadon miomasi (leymomioma, fibromiyoma) — bachadon silliq muskulidan kelib chiqadigan yaxshi sifatli (benign) o'simta. 35 yoshdan katta ayollarning 20-40% da aniqlanadi. Afro-amerikalik ayollarda ko'proq uchraydi. Sababi to'liq aniqlanmagan, ammo estrogen va progesteron ta'siri, genetik moyillik muhim omillar. Menopauzadan keyin miomalar ko'pincha kichrayadi.

Joylashishiga ko'ra mioma turlari: intramural (bachadon devori qalinligida — eng ko'p tarqalgan), submukoz (bachadon bo'shlig'iga o'saydi — qon ketish va bepushtlikka ko'p olib keladi), subseroz (bachadon tashqarisiga o'saydi — qorin a'zolariga bosim). Miomalar yakka yoki ko'p sonli (ko'p miomali bachadon) bo'lishi mumkin.

Klinik belgilari mioma o'lchamiga, soniga va joylashishiga qarab farqlanadi. Ko'p hollarda simptomsiz. Simptomlar: menorragiya (eng ko'p), dizmenoreya, qorin pastida bosim hissi, tez-tez siydik qilish (submukoz yoki katta miomada), qabziyat, bepushtlik, takroriy o'z-o'zidan abort. Ba'zan mioma o'ta kattalashib qorin kattalashishiga olib keladi.

Tashxis: bimanual tekshiruvda bachadon kattalashgani va notekisligi aniqlanadi. Transvaginal UTT — asosiy usul. MRI — katta va ko‘p sonli miomalar, subseroz miomalarni aniqroq baholash uchun. Gisteroskopiya — submukoz miomani ko‘rish va davolash uchun. Qon tahlili — anemiyani aniqlash uchun.

Konservativ davolash: kichik, simptomsiz miomada kuzatuv. Menorragiya uchun: NSAIDlar, traneksamik kislota, levonorgestrel tizimli (Mirena). Gormonal preparatlar: progestinlar, GnRH agonistlari (leyprolid — miomani vaqtincha kichraytiradi). Ulipristal asetat (seliptiv progesteron reseptor modulyatori). Bular operatsiyagacha ko‘prikdir.

Minimal invaziv usullar: Bachadon miomasi arteriyalarini embolizatsiyasi (BAE) — bachadon arteriyalariga maxsus materiallar kiritib miomaning qon ta’minotini to‘xtatish. Og‘riq va qon ketishni kamaytiradi, organ saqlanadi.

MRgFUS (MRI yo‘naltirilgan fokusli ultratovush) — og‘riqsiz, har qanday kesish yo‘q. Laparoskopik miomektomiya — subseroz va intramural miomalarni endoskopik olib tashlash.

Jarrohlik davolash: Miomektomiya — miomani saqlab, bachadonni saqlash. Kelajakda homiladorlik rejalashtirilgan ayollar uchun. Gisterektomiya — butun bachadonni olib tashlash. Bola ko‘rish istamayotgan ayollar, katta yoki ko‘p sonli miomalar, davolashga chidamli holatlar uchun. Laparoskopik, vaginal yoki laparotomik usullar.

Miomektomiyadan keyin parvarish: 2-4 hafta dam olish, og‘ir ko‘tarmaslik, jinsiy tiyilish 6 hafta. Keyin homiladorlik rejalashtirishda shifokor bilan maslahat. Gisterektomiyadan keyin: menstrual sikl to‘xtaydi (garchi tuxumdonlar saqlanib qolsa, menopauzaga kirmasligi mumkin), tug‘ish imkoni yo‘qoladi. Psixologik qo‘llab-quvvatlash kerak.

Mioma va homiladorlik: Homiladorlik paytida mioma o'zgarishi mumkin (degeneratsiya, og'riq). Submukoz mioma homiladorlik ehtimolini kamaytiradi, abort va erta tug'ishga olib kelishi mumkin. Miomasi bor ayollarda homiladorlik kuzatuvi alohida e'tibor talab etadi.

Hamshira parvarishi: postoperativ kuzatuv, og'riq boshqaruvi, qon yo'qotish nazorati, anemiyani davolash (temirli preparatlar), bemorga mioma haqida tushuntirish, keyingi kuzatuv rejimi haqida ma'lumot berish, psixologik qo'llab-quvvatlash.

Savol va topshiriqlar

1. Mioma turlarini joylashishiga ko'ra ayting.
2. Submukoz mioma bepushtlikka qanday olib keladi?
3. BAE nima va u qanday ishlaydi?
4. Miomektomiya va gisterektomiyaning farqi nimada?

Test savollari

1. Bachadon miomasi qaysi to'qimadan hosil bo'ladi?

A) Epiteli

B) Silliq mushak *

C) Yog' to'qimasi

D) Biriktiruvchi to'qima

2. Miomaning eng ko'p tarqalgan turi?

A) Submukoz

B) Subseroz

C) Intramural *

D) Servikal

3. Miomaning asosiy klinik belgisi?

A) Teri toshmasi

B) Menorragiya *

C) Isitma

D) Ko'ngil aynishi

4. Miomani tashxislashda asosiy usul?

A) Qon tahlili

B) Transvaginal UTT *

C) MRI

D) Laparoskopiya

5. BAE (Bachadon arteriyasini embolizatsiya) maqsadi?

A) Miomani kesish

B) Miomaning qon ta'minotini to'xtatish *

C) Bachadonni olib tashlash

D) Gormonal ta'sir

6. Miomektomiya kimmga qo'llaniladi?

A) Bola ko'rish istamaydiganlarga

B) Kelajakda homiladorlik rejalashtirganlarga *

C) Faqat keksa ayollarga

D) Menopauzada

7. GnRH agonistlari miomada qanday ishlatiladi?

A) Operatsiyagacha vaqtincha kichraytirish *

B) Butunlay davolash

C) Anemiyani davolash

D) Infeksiyaga qarshi

8. Mioma menopauzadan keyin qanday o'zgaradi?

A) Kattalashadi

B) Ko‘pincha kichrayadi *

C) Saratonga aylanadi

D) O‘zgarmaydi

9. Gisteroskopiya qaysi mioma turida ko‘proq ishlatiladi?

A) Subseroz

B) Intramural

C) Submukoz *

D) Servikal

10. Miomektomiyadan keyin jinsiy tiyilish muddati?

A) 1 hafta

B) 2 hafta

C) 6 hafta *

D) 6 oy

7-MAVZU: ENDOMETRIOZ. ETIOLOGIYASI, KLINIKASI, TASHXISI VA DAVOLASH

REJA

1. Endometriozning ta'rifi, etiologiyasi va tasnifi

2. Klinik ko'rinishlari: og'riq, bepushtlik, menstrual buzilishlar

3. Tashxis va davolash: gormonal va jarrohlik usullari

Tayanch iboralar

Endometrioz | Geterotopiya | Endometrioid kista | Adenomiyoz | Dizmenoreya | Dispareunia | CA-125 | GnRH agonistlari | Laparoskopiya | Bepushtlik

Endometrioz — bachadon shilliq qavati (endometriy) ga o'xshash to'qimaning bachadon tashqarisida joylashishi. Endometrioid to'qima hayz davomida qon ketib, yallig'lanish, spayкalar va kista hosil qiladi. 10-15% reproduktiv yoshdagi ayollarda uchraydi. Bepushtligi bor ayollarda 30-50% da endometrioz aniqlanadi.

Sabab va rivojlanish mexanizmlari to‘liq aniqlanmagan. Retrograd menstruatsiya nazariyasi — hayz qoni bachadon nayi orqali qorin bo‘shlig‘iga tushishi va endometrial hujayralarning implantatsiyasi. Metaplaziya nazariyasi — qorin bo‘shlig‘i hujayralari endometriy hujayralarga aylanishi. Immunologik va genetik omillar ham rol o‘ynaydi.

Joylashishiga ko‘ra turlari: peritoneal (qorin pardasida), ovarial (tuxumdon endometrioid kistasi — 'shokolad kistasi'), chuqur infiltrativ endometrioz (rektovaginal to‘siq, siydik pufagi), bachadon muskulida (adenomiyoz). Har bir tur o‘ziga xos klinik manzara beradi.

Klinik belgilari: Og‘riq — asosiy shikoyat. Dizmenoreya (hayz og‘rig‘i) — hayz oldinidan boshlangan va uzoq davom etadigan qorin pastida kuchli og‘riq. Dispareunia — jinsiy aloqada og‘riq. Surunkali pelvik og‘riq. Defekatsiya paytida og‘riq. Dysuria. Og‘riq darajasi kasallik og‘irligiga har doim ham mos kelmaydi.

Bepushtlik — endometriozning og‘ir oqibatlaridan biri. Mexanizmlari: nay deformatsiyasi, spayкalar, tuxumdon funksiyasining buzilishi, qorin bo‘shlig‘i muhitining o‘zgarishi (yallig‘lanish mediatorlar, sperma va tuxum hujayraning zararlanishi). Mild endometriozda ham bepushtlik bo‘lishi mumkin.

Tashxis: Anamnez va klinik ko‘rik. CA-125 oshishi mumkin, ammo spetsifik emas. Transvaginal UTT — tuxumdon kistalarini ko‘rish. MRI — chuqur endometriozni baholash. Laparoskopiya — oltin standart tashxis usuli va ayni vaqtda davolash imkoni beradi. Biopsi — histologik tasdiqlash.

Gormonal davolash: OKS (og‘iz orqali kontraseptivlar) — og‘riqni kamaytiradi. Progestinlar (medroksiprogecтeron, levonorgestrel-IUS). GnRH agonistlari (leyprolid) — vaqtincha menopauza holat yaratadi, ammo suyak zichligi pasayadi. Danazol — androgenil ta’sir, yon ta’siri ko‘p. Gormonal davolash kasallikni bartaraf etmaydi, simptomlarni yengillashtiradi.

Jarrohlik davolash: Laparoskopik geterotopiyalarni yo‘q qilish (lazer, elektrokoagulyatsiya, kesish). Endometrioid kistalarni (kistektomiya) olib tashlash. Spayкalarni kesish (adgeziolizis). Simptomatik davolashdan farqli ravishda, laparoskopik davolash bepushtlikni ham yaxshilaydi. Og‘ir hollarda radikal jarrohlik.

Adenomiyoz endometrioz turi bo‘lib, endometrial to‘qima bachadon muskuliga (miometriy) kirib boradi. Ko‘pincha 35-50 yoshli, bir nechta tug‘ruq bo‘lgan ayollarda. Menorragiya, og‘riqli hayz, bachadon kattalashishi. MRI — tashxisda muhim.

Davolash: LNG-IUS, NSAIDlar, gisterektomiya (radikal).

Hamshira parvarishi: og'riq darajasini baholash (shkala bo'yicha), dori buyruqlarini bajarish (NSAIDlar, hormonal), laparoskopiya oldidan va keyin parvarish, bepushtlik bilan kurashayotgan bemorga psixologik qo'llab-quvvatlash, kasallikning surunkali ekanligi haqida ma'lumot berish.

Savol va topshiriqlar

1. Endometrioz nima va u qanday rivojlanadi?
2. Endometriozning asosiy klinik belgilari qaysilar?
3. Laparoskopiya nima uchun endometrioz tashxisida 'oltin standart'?
4. Adenomiyoz endometriozdan qanday farqlanadi?

Test savollari

1. Endometrioz nima?

A) Bachadon saratingi

B) Endometriyning bachadon tashqarisida joylashishi *

C) Qin infeksiyasi

D) Tuxumdon kasalligi

2. 'Shokolad kistasi' nima?

A) Mioma

B) Tuxumdon endometrioid kistasi *

C) Qin kistasi

D) Paratuboovarial kista

3. Endometriozning asosiy og‘riq turi?

A) Bosh og‘rig‘i

B) Belda og‘riq

C) Kuchli dizmenoreya *

D) Yelka og‘rig‘i

4. Laparoskopiya endometriozda nima beradi?

A) Faqat tashxis

B) Tashxis va davolash imkoni *

C) Faqat biopsi

D) Gormonal analiz

5. GnRH agonistlari endometriozda qanday ishlaydi?

A) Estrogen oshiradi

B) Vaqtincha menopauza holat yaratadi *

C) Spayкalarni eritadi

D) Immunitetni oshiradi

6. Adenomiyoz qayerda joylashadi?

A) Tuxumdon

B) Qorin pardasi

C) Bachadon muskulida (miometriy) *

D) Bachadon bo‘yni

7. Endometrioz bepushtlikka qanday olib keladi?

A) Gormonal buzilish orqali faqat

B) Nay deformatsiyasi va spayкalar orqali *

C) Saraton orqali

D) Infeksiya orqali

8. Dispareunia nima?

A) Hayz og‘rig‘i

B) Jinsiy aloqada og‘riq *

C) Siydik qilishda og‘riq

D) Defekatsiya og‘rig‘i

9. CA-125 endometriozda?

A) Har doim normal

B) Ko‘tarilishi mumkin, ammo spetsifik emas *

C) Har doim yuqori

D) Ahamiyatsiz

10. Endometrioz bor ayollarda bepushtlik qanchalik uchraydi?

A) 5-10%

B) 10-20%

C) 30-50% *

D) 70-80%

8-MAVZU: TUXUMDON KISTALARI VA O‘SMALARI. TASNIFI, TASHXISI VA DAVOLASH

REJA

1. Tuxumdon kistalari va o‘smalarining tasnifi

2. Klinik ko‘rinishlari va tashxis usullari

3. Davolash tamoyillari va onkologik kuzatuv

Tayanch iboralar

Tuxumdon kistasi | Follikulyar kista | Lyutein kistasi | Dermoid kista | Endometrioid kista | Musinonoz kista | Seroz kista | CA-125 | PTOS | Laparoskopik kistektomiya

Tuxumdon kistalari — tuxumdonlarda suyuqlik to‘plangan bo‘shliqlar. Juda keng tarqalgan: reproduktiv yoshdagi ayollarning 10-20% da aniqlanadi. Ko‘pchilik kistalari fiziologik bo‘lib, davolashsiz yo‘qoladi. Biroq ba’zi kistalari patologik bo‘lib, davolash talab etadi. Tuxumdon o‘smalaridan farqlanishi muhim — o‘smalar tuxumdon to‘qimasidan hosil bo‘lgan yangi o‘sishlar.

Fiziologik kistalari: Follikulyar kista — ovulyatsiya bo‘lmasa follikula kattalaشadi, 3-8 sm. Ko‘pincha 1-3 oy ichida o‘z-o‘zidan yo‘qoladi. Sariq tana kistasi (lyutein kistasi) — ovulyatsiyadan keyin sariq tana kattalaشadi.

Ikkala kista ham ko'pincha simptomsiz va davolashsiz ketadi.

Patologik kistalari: Dermoid kista (teratoma) — barcha to'qima qatlamlari elementlarini o'z ichiga oladi (tish, soch, yog' to'qimasi). Ko'pincha yoshlarda. Perish xavfi (torsion). Endometrioid kista ('shokolad kistasi') — endometrioz bilan bog'liq. Musinonoz kista — shilimshiq suyuqlik to'lgan, katta bo'lishi mumkin. Seroz kista — toza suyuqlik.

Tuxumdon o'smalari: yaxshi sifatli (benign) va yomon sifatli (malign). Yaxshi sifatli: fibroma, tekatoma, granulyoza hujayra o'smasi, Brenner o'smasi. Yomon sifatli: tuxumdon epiteli saratoni (eng ko'p), germinogen o'smalar, stromal o'smalar. Tuxumdon saratoni erta bosqichda simptom bermaydi — shuning uchun 'sokin qotil' deb ataladi.

Klinik belgilari: ko'p hollarda tasodifiy UTT da topiladi. Simptomlar: qorin og'rig'i (ayniqsa kista buralganida — o‘tkir qorin), qorin kattalashishi, tez-tez siydik qilish (katta kista), hayz buzilishlari (funksional kistalarda). Torsion (burish) — o‘tkir qorin, tez yo‘rdamni talab etadi.

Tashxis: Transvaginal UTT — asosiy usul. Doppler — qon aylanishini baholash, malignizatsiya gumonida. MRI — murakkab kistalar uchun. CA-125 — yuqori sifatli seroz saraton uchun onkomarker (ammo spetsifik emas). AFP, hCG, LDH — germinogen o‘smalar uchun. Laparoskopiya — tashxis va davolash.

Davolash: Fiziologik kistalarda 3 oy kuzatuv. Yo‘qolmasa yoki kattalashsa — jarrohlik. Laparoskopik kistektomiya — tuxumdon saqlanib, faqat kista olinadi. Laparoskopik ooforektomiya — tuxumdon kista bilan birga olinadi. Torsion bo‘lsa — shoshilinch laparoskopiya. Onkologik o‘smada — laparotomiya, to‘liq staging.

Tuxumdon saratoni davolash: stadiyalash operatsiyasi (total abdominal gisterektomiya + bilateral salpingo-ooforektomiya + omentektomiya + limfa tugunlari). Keyin kimyoterapiya (karboplatin + taksolel). Prognoz bosqichga bog'liq: I bosqichda 90% 5 yillik yashash, IV bosqichda 20%.

PTOS (Politsistik Tuxumdon Sindromi) tuxumdon kistalarining alohida shakli — keyingi alohida mavzuda batafsil. Qisqacha: ko'p kichik follikullar (9-mavzuda batafsil).

Hamshira parvarishi: UTT ga tayyorlash (siydik pufagini to'ldirish yoki bo'shatish — transvaginal UTT uchun), laparoskopiyadan keyin parvarish (og'riq nazorati, shamol, drep holatidagi nazorat), qorin og'rig'i va torsion alomatlari haqida bemorga tushuntirish, tuxumdon saratoni xavf omillari haqida ma'lumot berish.

Savol va topshiriqlar

1. Fiziologik kistalarga qaysilar kiradi?

2. Tuxumdon torsioni nima va u qanday davolanadi?

3. CA-125 nima uchun tuxumdon saratoni skriningida yetarli emas?

4. Dermoid kista nima va qanday tashxislanadi?

Test savollari

1. Follikulyar kista ko‘pincha qancha vaqtda yo‘qoladi?

A) 1 hafta

B) 1-3 oy *

C) 6-12 oy

D) Yo‘qolmaydi

2. Dermoid kista nima o‘z ichiga oladi?

A) Faqat suyuqlik

B) Soch, tish, yog‘ to‘qimasi *

C) Qon

D) Shilimshiq

3. Tuxumdon saratoni nima uchun 'sokin qotil' deyiladi?

A) Juda og‘riqli

B) Erta bosqichda simptom bermaydi *

C) Tez rivojlanadi

D) Kichik bo'ladi

4. Torsion (kista buralishi) nima talab etadi?

A) Kuzatuv

B) Gormonal davolash

C) Shoshilinch laparoskopiya *

D) Antibiotik

5. Tuxumdon saratingida asosiy onkomarker?

A) AFP

B) CA-125 *

C) hCG

D) CEA

6. Laparoskopik kistektomiya nima?

A) Butun tuxumdonni olib tashlash

B) Faqat kistani olib tashlash *

C) Bachadonni olib tashlash

D) Gormonal davolash

7. 'Shokolad kistasi' qaysi kasallikda uchraydi?

A) PTOS

B) Mioma

C) Endometrioz *

D) Saraton

8. Seroz kista nima bilan to'lgan?

A) Yog'

B) Shilimshiq

C) Toza suyuqlik *

D) Qon

9. Transvaginal UTT uchun siydik pufagi qanday bo'lishi kerak?

A) To'lgan

B) Bo'shagan *

C) Ahamiyatsiz

D) Yarim to'lgan

10. Tuxumdon saratoni I bosqichida 5 yillik yashash foizi?

A) 30%

B) 50%

C) 70%

D) 90% *

9-MAVZU: BACHADON TASHQARISIDAGI HOMILADORLIK (EKTOPIK HOMILADORLIK). ETIOLOGIYASI, TASHXISI, DAVOLASH

REJA

1. Ektopik homiladorlikning ta'rifi, sabablari va joylashuvi

2. Klinik ko'rinishlari: simptomsiz holatdan hayotga xavfli holatgacha

3. Tashxis va davolash usullari

Tayanch iboralar

Ektopik homiladorlik | Nayli homiladorlik | Nayli yorilish | Beta-hCG | Laparoskopiya | Metotreksat | Salpingektomiya | Salpingotomiya | Hemoperitoneum | Shoshilinch yordam

Ektopik (bachadon tashqarisidagi) homiladorlik — urug'langan tuxum hujayrasi bachadondan boshqa joyda implantatsiya bo'lishi. 95-98% hollarda bachadon nayi da joylashadi (nayli homiladorlik). Kamroq hollarda: tuxumdon, bo‘yin, qorin bo‘shlig‘i, silindrli teshik. Barcha homiladorliklarning 1-2% ni tashkil etadi. O‘limli asorat berishi mumkin — ginekologiyada eng xavfli holat.

Xavf omillari: o‘tmishdagi bachadon nayi kasalliklari va operatsiyalari, JYYI (ayniqsa klamidiya, gonoreya), endometrioz, chekish, IVF (sun'iy urug‘lantirish), o‘tmishdagi ektopik homiladorlik, bachadon ichidagi spiral (spiral homiladorlikning oldini oladi, ammo ektopik homiladorlikdan qisman himoyalamaydi).

Klinik ko‘rinishlari: Uch klassik belgi — hayz to‘xtashi, qorin og‘rig‘i, vaginal qon ketish. Ammo bu belgilar har doim ham birga bo‘lavermaydi. Nay yorilguncha (4-8 haftada): ozgina qorin og‘rig‘i, hayz to‘xtashi, ozgina qon ketish. Nay yorilgandan keyin: o‘tkir qorin, yelkaga tarqaluvchi og‘riq (diafragma qitiqlanishi), qon bosimining tushishi, hushni yo'qotish.

Nay yorilishi — ginekologiyada favqulodda vaziyat. Qorin ichiga katta qon ketishi (hemoperitoneum) rivojlanadi. Belgilari: to'satdan o'tkir qorin og'rig'i, zaiflik, taxikardiya, qon bosimi tushishi, yelkaga og'riq. Agar darhol operatsiya qilinmasa, hayot uchun xavfli.

Tashxis: Beta-hCG qon tahlili — homiladorlik gormoni. Ektopik homiladorlikda hCG ko'tariladi, ammo normaldan sekinroq (2 kunda ikki baravarga oshmasligi shubha tug'diradi). Transvaginal UTT — bachadon bo'shlig'i bo'sh (intrauterin homiladorlik yo'q), nayda implantatsiya ko'rinishi. Kuldotsentez — retrouterin bo'shliqda qon borligini tekshirish. Laparoskopiya — tashxis va davolash.

Konservativ davolash (metotreksat): Erta, yorilmagan ektopik homiladorlikda. Metotreksat — tez bo'linuvchi hujayralarni to'xtatadi.

Ko‘rsatmalar: hCG darajasi past (<5000 mIU/ml), kista kichik (<3.5 sm), nay yorilmagan, bemor barqaror. Beta-hCG darajasi monitoring ostida. Muvaffaqiyat 70-90%.

Jarrohlik davolash: Laparoskopiya — birinchi tanlov (barqaror bemorда). Salpingotomiya — nayni saqlash. Salpingektomiya — nayni olib tashlash. Laparotomiya — nay yorilgan, hemoperitoneum, barqarotsiz bemor. Qon konservatsiyasi (autotransfuziya) mumkin.

Postoperativ kuzatuv: Metotreksat bilan davolangandan keyin beta-hCG haftalik tekshiriladi (nolga tushguncha). Jarrohlikdan keyin 6 hafta jinsiy tiyilish, og‘ir ko‘tarmaslik. Kelajak homiladorlik imkoni: salpingektomiyadan keyin ham kontralateral nay orqali homiladorlik mumkin. Takroriy ektopik xavfi 10-15%.

Rezus manfiy ayollarda: Qon guruhidan qat'iy nazar, ektopik homiladorlik va uning davolashida anti-D immunoglobulini berish kerak. Bu keyingi homiladorliklarda rezus-mojaroning oldini oladi.

Hamshira parvarishi: o'tkir qorin og'rig'i bor ayolda tezda hCG va UTT. Bemorni kuzatish — qon bosimi, puls, og'riq darajasi. Shoshilinch operatsiya tayyorlov. Postoperativ parvarish. Keyingi homiladorlikni rejalashtirish bo'yicha maslahat va psixologik qo'llab-quvvatlash.

Savol va topshiriqlar

1. Ektopik homiladorlikning xavf omillarini ayting.
2. Nay yorilishi alomatlari qaysilar?
3. Metotreksat bilan davolash ko'rsatmalari qaysilar?
4. Salpingotomiya va salpingektomiyaning farqi nimada?

Test savollari

1. Ektopik homiladorlikning eng ko'p joylashishi?

A) Tuxumdon

B) Bachadon nayi *

C) Bo‘yin

D) Qorin bo‘shlig‘i

2. Ektopik homiladorlikning klassik uch belgisi?

A) Isitma, qon ketish, qusish

B) Hayz to‘xtashi, qorin og‘rig‘i, qon ketish *

C) Isitma, og‘riq, ko‘ngil aynishi

D) Zaiflik, isitma, og‘riq

3. Nay yorilganda hemoperitoneum nima?

A) Qorindan suv kelishi

B) Qorin bo‘shlig‘iga qon quyilishi *

C) Ichaklardan qon kelishi

D) Siydik qorindan oshib ketishi

4. Beta-hCG ektopik homiladorlikda qanday o‘zgaradi?

A) Normal oshadi

B) Tushadi

C) 2 kunda ikki baravarga oshmasligi *

D) O‘zgarmaydi

5. Metotreksat ko‘rsatmasi?

A) Nay yorilganda

B) Erta, yorilmagan ektopik homiladorlikda *

C) Faqat laparotomiyadan keyin

D) Katta kistada

6. Salpingektomiya nima?

A) Bachadonni olib tashlash

B) Nayni olib tashlash *

C) Tuxumdonni olib tashlash

D) Nayni saqlash

7. Yelkaga tarqaluvchi og‘riq ektopik homiladorlikda nima bilan bog‘liq?

A) Nay kasalligi

B) Diafragma qitiqlanishi (qon ta’sirida) *

C) Yelka sinishi

D) Yurak kasalligi

8. Rezus manfiy ayollarda ektopik homiladorlikdan keyin nima berish kerak?

A) Vitamin

B) Anti-D immunoglobulini *

C) Antibiotik

D) Gormonal

9. Kuldotsentez nima tekshiradi?

A) Bachadonni

B) Retrouterin bo‘shliqda qon borligini *

C) Tuxumdonni

D) Nayny

10. Ektopik homiladorlik takrorlanish xavfi?

A) 1-2%

B) 5-8%

C) 10-15% *

D) 50%

10-MAVZU: GINEKOLOGIK QON KETISHLAR: ETIOLOGIYASI, TASHXISI VA BIRINCHI YORDAM

REJA

1. Ginekologik qon ketishlarning tasnifi va asosiy sabablari

2. Tashxis algoritmi va klinik baholash

3. Birinchi yordam va davo tamoyillari

Tayanch iboralar

Ginekologik qon ketish | Anomal bachadon qon ketishi (AUB) | Menorragiya | Metrorragiya | Menoragia | Gemostatik terapiya | Traneksamik kislota | Qirish (kyuretaj) | Gisteroskopiya | DIC sindrom

Ginekologik qon ketishlar — ginekologik amaliyotning eng ko‘p uchraydigan muammolaridan biri. Har xil yosh guruhlardagi ayollarda turli sabablarga ko‘ra kelib chiqadi. Klinik ahamiyati: katta qon yo‘qotish anemiyaga, hayotga xavf tug‘diradi. Tezkor va to‘g‘ri tashxis hamda davolash hayotni saqlab qolishda hal qiluvchi.

Anomal bachadon qon ketishi (AUB) — bu umumiy atama bo‘lib, normal menstrual sikldan farqlanuvchi qon ketishlarni bildiradi. PALM-COEIN tasnifi: PALM (struktural sabablar) — Polip, Adenomiyoz, Leymomioma (mioma), Malignizatsiya; COEIN (struktural bo‘lmagan sabablar) — Koagulopatiya, Ovulyatsiya buzilishi, Endometriy patologiyasi, Iatrogen, Noklassifitsirovan.

Yoshga qarab qon ketish sabablari: o'smir yoshda — ovulyatsiya buzilishi, koagulopatiyalar; reproduktiv yoshda — mioma, polip, endometrit, ektopik homiladorlik, abort asosati, kontraseptivlar; perimenopauza — endometrial giperplaziya, polip, saraton; menopauza — endometrial saraton, atrofik vaginit, gormon terapiyasi.

O'tkir kuchli qon ketish belgilari: qon bosimi pasayishi, taxikardiya, rangpardlik, zaiflik, hushni yo'qotish. Og'irlik baholash: gemodinamik ko'rsatkichlar (qon bosimi, puls), qan yo'qotish miqdori (gematologik ko'rsatkichlar), bemor holati. Shok holati — favqulodda yordam.

Tashxis algoritmi: anamnez (so'nggi hayz, homiladorlik bo'lishi mumkinligi, kontraseptivlar, o'tmishdagi kasalliklar), bimanual ko'rik, UTT, beta-hCG (homiladorlik istisno qilish), qon tahlili (umumiy, koagulograma), bachadon bo‘yni sitologiyasi, bachadon endometriy biopsi yoki kyuretaj.

Birinchi yordam qon ketishda: bemor yotqiziladi, oyoqlari ko‘tariladi. Vena yo‘li ochiladi — suyuqlik va dorilar yuborish uchun. Hayotiy ko‘rsatkichlar kuzatiladi. Oksigenterapiya. Gemostatik dorilar: traneksamik kislota (fibrinolizni inhibe qiladi), etamzilat. Og‘ir anemiyada qon quyish. Gemodinamik barqarorlashtirish.

Gormonal gemostatik davolash: Estrogen-progesteron kombinatsiyasi — endometriyni tezda tiklanishiga yordam beradi. Yuqori doza OKS 3-4 ta / kuniga 3-5 kun, keyin kamaytiriladi. Progesteron — sekretoriya fazani yakunlab, endometriyni to‘kishga olib keladi. LNG-IUS (Mirena) — menorragiyaning uzoq muddatli davolashida.

Jarrohlik usullari: Diagnostik kyuretaj (qirib olish) — endometriy tekshirish va hamostatik maqsadda. Gisteroskopiya — bo‘shliqni ko‘rish, polipni, submukoz miomani olib tashlash. Endometrial ablatsiya — endometriyni yo‘q qilish (bola ko‘rish istamaydigan ayollar). Gisterektomiya — radikal hal, barcha usullar samarasiz bo‘lganda.

DIC sindrom (Tarqalgan ichki qon ivish) — og‘ir asorat. Og‘ir qon ketish, sepsis, eklampsiya, ektopik yorilish fonida rivojlanadi. Koagulyatsiya omillarining yetishmovchiligi, qon ivish imkonsizlashadi. Davolash: sabab bartaraf etish, toza muzlangan plazma, trombotsit konsentratsiyasi, fibrinogen.

Hamshira parvarishi: qon ketishni miqdoriy baholash (tagliklar va matolar sanash), hayotiy ko‘rsatkichlarni kuzatish, vena kateterini o‘rnatish va kuzatish, bemorga psixologik qo‘llab-quvvatlash, qon quyish tartibida ishtirok etish, o‘tkir holat bo‘lganda jamoaviy munosabat.

Savol va topshiriqlar

1. PALM-COEIN tasniflash tizimi nima?
2. O‘tkir ginekologik qon ketishda birinchi yordam qanday ko‘rsatiladi?
3. DIC sindrom nima va u qanday davolanadi?
4. Traneksamik kislotaning ta’sir mexanizmi nima?

Test savollari

1. AUB tasnifida 'L' nima?

A) Lutein kistasi

B) Leymomioma (mioma) *

C) Limfoma

D) Lyuteinizatsiya

2. O‘tkir kuchli qon ketishda birinchi harakat?

A) Operatsiya tayyorlash

B) Vena yo‘lini ochish va suyuqlik yuborish *

C) Kutib turish

D) Antibiotik berish

3. Traneksamik kislota qanday ishlaydi?

A) Tomir qisqartiradi

B) Fibrinolizni inhibe qiladi *

C) Gormonal ta'sir

D) Antibiotik ta'sir

4. Menopauzada qon ketish darhol nima uchun tekshiriladi?

A) Tez tuzalishi uchun

B) Endometrial saraton gumonida *

C) Oddiy holat

D) Antibiotik uchun

5. Kyuretaj (diagnostik qirib olish) maqsadlari?

A) Faqat tozalash

B) Endometriy tekshirish va gemostatik *

C) Faqat operatsiya

D) Gormonal

6. LNG-IUS (Mirena) menorragiyada qanday ishlaydi?

A) Gemostatik dori

B) Lokal progesteron ta’sirida endometriyni yupqalash *

C) Tomir to‘sadi

D) Tashqi ta’sir

7. DIC sindromda qon ivish nima bo‘ladi?

A) Kuchayadi

B) Imkonsizlashadi *

C) O‘zgarmaydi

D) Sekinlashadi

8. Endometrial ablatsiya kimga tavsiya etiladi?

A) Bola ko‘rmoqchi bo‘lgan ayollarga

B) Bola ko‘rish istamaydigan ayollarga *

C) Homiladorlarga

D) Yoshlarga

9. Hayotiy ko‘rsatkichlar qon ketishda nimalarni o‘z ichiga oladi?

A) Faqat qon bosimi

B) Qon bosimi, puls, nafas, SpO2 *

C) Faqat puls

D) Faqat nafas

10. Gisteroskopiya qon ketishda qanday yordam beradi?

A) Faqat ko‘rish

B) Ko‘rish va polip, miomani olib tashlash *

C) Qonni to‘xtatish

D) Gormonal berish

11-MAVZU: POLITSISTIK TUXUMDON SINDROMI (PTOS). KLINIKASI, TASHXISI, DAVOLASH

REJA

1. PTOS ning ta’rifi, Rotterdam mezonlari va patogenezi

2. Klinik ko‘rinishlari: giperandrogenizm, anovulyatsiya, metabolik buzilishlar

3. Davolash: gormonal terapiya, ovulyatsiya induktori, hayot tarzi o‘zgarishlari

Tayanch iboralar

PTOS (PCOS) | Rotterdam mezonlari | Giperandrogenizm | Anovulyatsiya | Insulin qarshiligi | LG/FSG nisbati | Klomifen sitrat | Metformin | Gonadotropin | Laparoskopik drilling

Politsistik tuxumdon sindromi (PTOS, inglizcha PCOS) — reproduktiv yoshdagi ayollarda eng ko‘p uchraydigan endokrin kasallik, 5-10% da tashxislanadi. Giperandrogenizm, anovulyatsiya va/yoki politsistik tuxumdon ultratovush tasvirining kombinatsiyasi bilan tavsiflanadi. Bepushtlik, menstrual buzilishlar, uzoq muddatda 2-chi tip qandli diabet, yurak-qon tomir kasalliklari xavfini oshiradi.

Rotterdam mezonlari (2003) — PTOS tashxisi uchun uchta mezondan kamida ikkitasi bo‘lishi kerak: 1) oligo yoki anovulyatsiya, 2) klinik va/yoki biokimyoviy giperandrogenizm belgilari, 3) politsistik tuxumdon UTT tasvirida (12+ follikula, 2-9 mm). Boshqa sabablar (kongenital adrenal giperplaziya, androgen sekretsiya qiluvchi o‘smalar, Kushing sindromi) istisno qilinishi kerak.

Patogenezida insulin qarshiligi va giperinsulinemiya muhim o‘rin tutadi. Insulin tuxumdon tomonidan androgen ishlab chiqarishini rag‘batlantiradi. Ortiqcha androgen follikullarning yetilishiga to‘sqinlik qiladi. LG/FSG nisbatining oshishi tuxumdon steroidogenezini buzadi. Genetik moyillik va semirish PTOS xavfini oshiradi.

Klinik ko‘rinishlari: Menstrual buzilishlar — oligo- yoki amenoreya (ko‘pincha 35 kundan uzun sikllar). Giperandrogenizm — akne (yuz, ko‘krak, orqa), girsutizm (ortiqcha tuk — yuz, qorin, son), alesetiya (sochning siyraklashishi). Semirish — 50-70% hollarda. Akantoz nigrikans — teri qorayishi (insulin qarshiligi belgisi). Bepushtlik.

Laboratoriya tashxisi: LG/FSG nisbati >2-3 (ko‘pincha). Erkin testosteron, DHEA-S oshishi.

Insulin va glyukoza (insulin qarshiligi baholash). SHBG kamayishi. Prolaktin, TSG (boshqa sabablarni istisno qilish). Lipid profili. UTT — tuxumdonlarda ko‘p kichik follikullar, kattalashgan tuxumdonlar.

Davolash maqsadiga ko‘ra farqlanadi: Menstrual sikl va giperandrogenizm: OKS (estrogen + progesteron) — sikl normallashtiradi, androgen ta’sirini kamaytiradi, akne va girsutizmni yaxshilaydi. Progesteron tsiklik terapiyasi — endometrial giperplaziya profilaktikasi. Spironolakton — anti-androgen ta’sir, girsutizm uchun.

Ovulyatsiya induktori (bepushtlikda): Klomifen sitrat — birinchi qator. FSG retseptorlarini bloklab, gipofizni qo‘zg‘atadi, FSG oshadi → ovulyatsiya. 80% da ovulyatsiya, 40% da homiladorlik. Metformin — insulin qarshiligini kamaytiradi, ovulyatsiyaga ko‘maklashadi, klomifen bilan kombinatsiya. Gonadotropinlar —

ikkinchi qator. Letrozol — aromataza ingibitori, ko'pincha klomifen muqobili.

Laparoskopik tuxumdon drilling — konservativ davolash samarasiz bo'lganda. Tuxumdonda elektrokoagulyatsiya yoki lazer bilan teshiklar hosil qilinadi. LG oshiqligini kamaytiradi, ovulyatsiya tiklanadi. 50-70% da samarali, ammo spayкalar xavfi bor.

Hayot tarzi o'zgarishlari — PTOS davolashning muhim qismi: tana vaznini 5-10% kamaytirish insulin qarshiligini yaxshilaydi, menstrual siklni tiklashi va ovulyatsiyani qaytarishi mumkin. Jismoniy faollik, giperglisemik ko'rsatkichli ovqatlardan qochish (past GI dieta), stresni boshqarish.

Uzoq muddatli xavflar va monitoringi: 2-chi tip qandli diabet (glyukoza tolerantligi 3-5 yilda tekshiriladi), endometrial giperplaziya va saraton (anovulyatsiya sababli progesteron yetishmovchiligi), yurak-qon tomir kasalliklari (lipid profili, qon bosimi monitoring), psixologik muammolar (depressiya, tashvish).

Savol va topshiriqlar

1. Rotterdam mezonlarini ta'riflab bering.
2. Insulin qarshiligi PTOS patogenezida qanday rol o'ynaydi?
3. PTOS da bepushtlikni davolashda qaysi dorilar ishlatiladi?
4. Hayot tarzi o'zgarishlari PTOS ga qanday ta'sir qiladi?

Test savollari

1. PTOS Rotterdam mezonlari nechta?

   A) 2

   B) 3 *

   C) 4

   D) 5

2. PTOS da LG/FSG nisbati qanday?

   A) Kamaygan

   B) >2-3 (oshgan) *

   C) Normal

D) Variable

3. Klomifen sitrat qanday ishlaydi?

A) Androgenni inhibe qiladi

B) FSG retseptorlarini bloklab, gipofizni qo‘zg‘atadi *

C) Insulin oshiradi

D) Estrogen oshiradi

4. Akantoz nigrikans nimaning belgisi?

A) Androgenizm

B) Insulin qarshiligi *

C) Gipotireoz

D) Saraton

5. PTOS da tana vazni kamayishi qanday yordam beradi?

A) Ahamiyatsiz

B) Insulin qarshiligini yaxshilaydi, ovulyatsiya tiklanishi mumkin *

C) Faqat estetik

D) Dori o‘rnini bosadi

6. Girsutizm nima?

A) Soch to‘kilishi

B) Ortiqcha tuk (yuz, qorin, son) *

C) Akne

D) Teri qorayishi

7. Metformin PTOS da qanday ishlaydi?

A) Ovulyatsiya to‘xtatadi

B) Insulin qarshiligini kamaytiradi *

C) Androgen oshiradi

D) Estrogen kamaytiradi

8. Laparoskopik drilling qachon qo‘llaniladi?

A) Birinchi qatorda

B) Konservativ davolash samarasiz bo‘lganda *

C) Har doim

D) Menopauzada

9. PTOS ning uzoq muddatli xavflari?

A) Faqat bepushtlik

B) 2-chi tip diabet, saraton, yurak kasalliklari *

C) Faqat akne

D) Qon bosimi tushishi

10. OKS PTOS da qanday yordam beradi?

A) Ovulyatsiya induktori

B) Sikl normallashtiradi, androgenni kamaytiradi *

C) Bepushtlikni davolaydi

D) Insulin kamaytiradi

12-MAVZU: KLIMAKTERIY VA MENOPAUZA. KLINIKASI, DAVOLASH VA HAYOT SIFATINI YAXSHILASH

REJA

1. Klimakteriy va menopauzaning ta'riflari, bosqichlari va gormonal o'zgarishlar

2. Klimakteriy sindromining klinik ko'rinishlari

3. Davolash: gormono'rin bosish terapiyasi (GRT) va alternativ usullar

Tayanch iboralar

Klimakteriy | Menopauza | Perimenopauza | Postmenopauza | FSG | Estrogen yetishmovchiligi | Gormono'rin bosish terapiyasi (GRT) | Issiq to'lqin | Osteoporoz | Atrofik vaginit

Klimakteriy — reproduktiv faollikdan qarigacha bo'lgan hayot davri bo'lib, tuxumdon funksiyasining progressiv pasayishi bilan tavsiflanadi. Menopauza — so'nggi hayz 12 oy bo'lmagandan so'ng retrospektiv aniqlanadi, o'rtacha 51 yoshda. Perimenopauza — menopauzadan oldingi 2-5 yillik davr. Postmenopauza — menopauzadan keyingi butun hayot.

Gormonal o'zgarishlar: tuxumdon follikullarining tugashi → estrogen ishlab chiqarish kamayishi → salbiy aloqa orqali FSG oshishi. FSG >40 mIU/mL — menopauzaning laboratoriya belgisi. Progesteron deyarli ishlab chiqarilmaydi. Androgen (tuxumdon va buyrak usti) oz-moz ishlab chiqarilishda davom etadi.

Klimakteriy sindromi klinik ko'rinishlari uch guruhda: Vazomotor (issiq to'lqin, terlash, taxikardiya) — 75% ayollarda, vaqtincha. Psixo-emotsional (kayfiyat o‘zgaruvchanliği, depressiya, uyqu buzilishi, xotira pasayishi, tashvish). Urogenital atrofiya (atrofik vaginit — quruqlik, kuyish, dispareunia, siydik qochishi).

Issiq to‘lqin (hot flush) — klimakteriining eng xarakterli belgisi. To‘satdan yuqori qismlarda issiqlik hissi, teri qizarishi, ter chiqishi, taxikardiya. 1-5 daqiqa davom etadi. Gece ham bo‘ladi. Estrogen pasayishi natijasida termoregulyatsiya markazining sezgirligi buzilishi. Ko‘pincha 2-5 yil davom etadi.

Uzoq muddatli estrogen yetishmovchiligi asoratlari: Osteoporoz — suyak massasining yo‘qolishi, sinish xavfi (ayniqsa bel umurtqasi, son). Postmenopauza osteoporozida 2-3 barobar sinish xavfi. Yurak-qon tomir xavflari — estrogen saqlanib qolganda yurak kasalliklari kamroq bo‘ladi. Postmenopauzada xavf oshadi. Urogenital atrofiya.

Gormono'rin bosish terapiyasi (GRT): Menopauzaning simptomlarini eng samarali davolash usuli. Estrogen + progesteron (bachadoni bor ayollarda). Faqat estrogen (gisterektomiyadan keyin). Turli shakllari: og'iz orqali, transdermal (yopishtirgich, krem), vaginal. Foydalari: issiq to'lqin, atrofik vaginit, osteoporoz profilaktikasi.

GRT xavflari va kontrendikatsiyalari: Xavf: ko'krak bezi saratoni xavfining biroz oshishi (kombinatsiyalashgan GRT da). Venoz tromboemboliya. Endometrial saraton (faqat estrogen qo'llanganda, progesteron qo'shilmasa). Kontrendikatsiyalar: ko'krak bezi saratoni tarixi, endometrial saraton, o'tkir DVT/PE, noanıq vaginal qon ketish. GRT to'g'ri ko'rsatma va kuzatuv ostida nisbatan xavfsiz.

Alternativ davolash: Fitoestrogen (soya, kızılüçgun) — zaif estrogen ta'siri. Issiq to'lqin uchun: SSRI (paroksetin), SNRi (venlafaksin), klonidin, gabapentin. Urogenital atrofiya: lokal vaginal estrogen (sistematik ta'sir minimal). Osteoporoz: kaltsiy, D vitamini, bisfosfonatlar. Hayot tarzi: jismoniy faollik, chekmaslik, alkol cheklash.

Kuzatuv: GRT ni boshlaguncha mammografiya, endometrial tekshiruv. GRT paytida yillik ko'rik, mammografiya, qon bosimi nazorati. Minimal muddatda eng kam dozada foydalanish. Ko'krak bezi saratingi simptomida (tuguncha, ajralma) darhol shifokorga.

Hamshira parvarishi: menopauz haqida to'g'ri ma'lumot berish (normal fiziologik jarayon), GRT foydalari va xavflari haqida tushuntirish, mammografiya va ginekologik ko'rikka rag'batlantirish, suyak zichligi tekshiruvini tavsiya qilish, hayot tarzi o'zgarishlari bo'yicha maslahat, psixologik qo'llab-quvvatlash.

Savol va topshiriqlar

1. Menopauza va perimenopauza farqi nimada?

2. Issiq to‘lqin (hot flush) nima va nima sababli rivojlanadi?

3. GRT ning asosiy foydasi va xavflari qaysilar?

4. Postmenopauza osteoporozini profilaktikasida nima qo‘llaniladi?

Test savollari

1. Menopauza qanday aniqlanadi?

A) FSG oshishi

B) So‘nggi hayz 12 oy bo‘lmasa *

C) Issiq to‘lqin

D) Tuxumdon kichrayishi

2. Menopauzada FSG qanday o‘zgaradi?

A) Kamayadi

B) Oshadi (>40 mIU/mL) *

C) O‘zgarmaydi

D) Dastlab oshadi, keyin kamayadi

3. Issiq to‘lqin nima bilan bog‘liq?

A) Insulin oshishi

B) Termoregulyatsiya markazi sezgirligi buzilishi *

C) Tiroid kasalligi

D) Buyrak muammosi

4. Atrofik vaginit menopauzada qanday namoyon bo‘ladi?

A) Ko‘p ajralmalar

B) Quruqlik, kuyish, dispareunia *

C) Qizarish va shish

D) Infeksiya

5. GRT kimga qo‘llanilmasligi kerak?

A) 55 yoshli ayolga

B) Ko‘krak bezi saratingi tarixi bo‘lgan ayolga *

C) Osteoporozi bo‘lgan ayolga

D) Issiq to‘lqini bo‘lgan ayolga

6. Postmenopauza osteoporozi profilaktikasida nima muhim?

A) Ko‘p yeyish

B) Kaltsiy, D vitamini, jismoniy faollik *

C) Faqat dori

D) Dam olish

7. Fitoestrogen qaysi mahsulotlarda bor?

A) Go‘sht

B) Soya, kızılüçgun *

C) Yog‘

D) Qand

8. Bachadoni bo‘lgan ayolda GRT qanday?

A) Faqat estrogen

B) Estrogen + progesteron *

C) Faqat progesteron

D) Androgen

9. GRT paytida qanday kuzatuv o‘tkaziladi?

A) Kerak emas

B) Yillik ko‘rik, mammografiya, qon bosimi *

C) Faqat qon tahlili

D) Har 5 yilda

10. Klimakteriy sindromida psixo-emotsional belgilar?

A) Issiq to‘lqin, terlash

B) Depressiya, uyqu buzilishi, xotira pasayishi *

C) Quruq qin

D) Taxikardiya

13-MAVZU: BEPUSHTLIK. TURLARI, SABABLARI, TASHXISI VA ZAMONAVIY DAVOLASH USULLARI

REJA

1. Bepushtlikning ta'rifi, epidemiologiyasi va tasnifi

2. Ayollar bepushtligining sabablari va tekshiruv usullari

3. Davolash: stimulyatsiya, IVF va boshqa yordamchi reproduktiv texnologiyalar

Tayanch iboralar

Bepushtlik (infertillik) | Birlamchi bepushtlik | Ikkilamchi bepushtlik | Anovulyatsiya | Nayli omil | Erkak omili | IVF (in vitro fertilizatsiya) | IKSI | Ovulyatsiya stimulyatsiyasi | HSG (gisterosalpingografiya)

Bepushtlik — regular jinsiy aloqada 12 oy (35 yoshdan katta ayollarda 6 oy) kontrasepsizsiz homiladorlik bo'lmasligi. 15% er-xotinlar bepushtlikdan aziyat chekadi. Birlamchi bepushtlik — hech qachon homiladorlik bo'lmagan. Ikkilamchi bepushtlik — avval homiladorlik bo'lgan, lekin endi bo'lmayapti. Global muammo: psixologik, ijtimoiy, tibbiy yuk.

Sabab bo'yicha: ayollar omili (~40%), erkaklar omili (~30%), kombinatsiyalashgan (~20%), aniqlanmagan (~10%). Ayollar bepushtligining asosiy sabablari: ovulyatsiya buzilishi (PTOS, giperprolaktinemiya, tiroid kasalligi, PRF — erta tuxumdon yetishmovchiligi), nayli omil (adneksit, endometrioz, o'tmishdagi jarrohlik), bachadon patologiyasi (mioma, polip, deformatsiya), bachadon bo'yni omili.

Anovulyatsiya sabablari: PTOS (eng ko'p), giperprolaktinemiya (prolaktinoma), gipotireoz/gipertireoz, gipofiz kasalliklari, ortiqcha sport va tananing oz vaznliligi, stres va oziqlanish buzilishi. Har oyda ovulyatsiya bo‘lishini tasdiqlash: bazal tana harorati grafigi, LG surge test, progesteron 7. kun (sikl o‘rtasida).

Nayli bepushtlik: bachadon nayi infeksiya, endometrioz, jarrohlik natijasida bitishib qolishi. Tashxis: HSG (gisterosalpingografiya) — nayyni rentgen bilan ko‘rish, o‘tkazuvchanlik. Sonogisterografiya. Laparoskopiya — eng aniq. Nayli spayкalar va bitishish laparoskopik adhesiolizis bilan davolanishi mumkin.

Bachadon patologiyasini aniqlash: UTT, gisteroskopiya. Submukoz mioma, polip, uterus septum (to‘siq), sinexiyalar implantatsiyaga xalaqit beradi. Gisteroskopik davolash samarali. Bachadon bo‘yni omili: servikal shilliq sifati, sperma bilan mosligini tekshirish (postkoital test).

Erkak omili: Spermogramma — asosiy tekshiruv. Oligospermiya (<15 mln/ml), astenospermiya (harakatlanish pasayishi), teratospermiya (morfologiya buzilishi). Azoospermiya — spermatozoid yo'qligi. Sabablari: varikotsel, infeksiya, gormonal, genetik. Erkaklar andrologga yuboriladi.

Ovulyatsiya stimulyatsiyasi: Klomifen sitrat — og'iz orqali, arzon, birinchi tanlov. Letrozol — aromataza ingibitori. Gonadotropinlar (FSG, hMG) — injeksiya, ko'proq samarali, lekin ko'p tuxumdon stimulyatsiyasi xavfi. hCG — ovulyatsiyani induktirlovchi. Intrauterin inseminatsiya (IUI) — tozalangan sperma bachadon ichiga yuboriladi.

In vitro fertilizatsiya (IVF) — eng samarali yordamchi reproduktiv texnologiya. Ovulyatsiya stimulyatsiyasi → tuxum hujayralar punksiyasi → laboratoriyada urug'lantirish → embrion kulturasi → bachadonga ko'chirish. Har bir sikl uchun muvaffaqiyat: 35 yoshgacha 40-50%, undan keyin kamayadi. IKSI (intrasitoplazmatik sperma injeksiyasi) — og'ir erkak bepushtligida.

Qo‘shimcha texnologiyalar: Donorlik (tuxum hujayra, sperma, embrion). Surogat ona. Embrion muzlatish (kriokonsevatsiya). Preimplantatsion genetik diagnostika (PGD) — genetik xastaliklarda. Bu texnologiyalar tug‘ma nuqsonlar xavfini kamaytiradi.

Psixologik qo‘llab-quvvatlash: bepushtlik kuchli psixologik yuk — depressiya, tashvish, munosabatlar muammosi. Hamshira va jamoaning empatik muloqoti muhim. Guruhlardagi psixologik qo‘llab-quvvatlash, individual psixoterapiya. Muvaffaqiyatsiz tsikllarda jamoaning qo‘llab-quvvatlashi ayniqsa muhim.

Savol va topshiriqlar

1. Bepushtlikning asosiy sabablarini ayting.
2. HSG (gisterosalpingografiya) nima tekshiradi?
3. IVF jarayonini bosqichma-bosqich tushuntirib bering.
4. Ovulyatsiyani tasdiqlash usullari qaysilar?

Test savollari

1. Bepushtlik ta'rifi (35 yoshgacha)?

A) 6 oyda homiladorlik bo'lmasa

B) 12 oyda homiladorlik bo'lmasa *

C) 2 yilda homiladorlik bo'lmasa

D) 3 yilda homiladorlik bo'lmasa

2. HSG nima tekshiradi?

A) Tuxumdonni

B) Bachadon nayi o'tkazuvchanligini *

C) Endometriyni

D) Gormonal holati

3. Ovulyatsiya buzilishining eng ko'p sababi?

A) Endometrioz

B) PTOS *

C) Adneksit

D) Mioma

4. IVF jarayonida birinchi qadam?

A) Embrion ko'chirish

B) Tuxum punksiyasi

C) Ovulyatsiya stimulyatsiyasi *

D) Laboratoriya urug'lantirish

5. IKSI qaysi holatlarda qo‘llaniladi?

A) Ayollar bepushtligida

B) Og‘ir erkak bepushtligida *

C) PTOS da

D) Endometriozda

6. Azoospermiya nima?

A) Sperma sifati yomon

B) Spermatozoidlar umuman yo‘q *

C) Kam spermatozoid

D) Harakatlanish yomon

7. Klomifen sitrat nima uchun ishlatiladi?

A) Nayli davolash

B) Ovulyatsiya stimulyatsiyasi *

C) Infeksiya davolash

D) Endometriy davolash

8. Preimplantatsion genetik diagnostika (PGD) maqsadi?

A) Jinsi aniqlash faqat

B) Genetik xastaliklarda tug‘ma nuqsonlar xavfini kamaytirish *

C) Homiladorlikni tezlashtirish

D) IVF narxini kamaytirish

9. 35 yoshdan katta ayollarda bepushtlik tekshiruvi qachon?

A) 12 oydan keyin

B) 6 oydan keyin *

C) 3 oydan keyin

D) 2 yildan keyin

10. Bepushtlik psixologik ta'siri?

A) Ahamiyatsiz

B) Kuchli psixologik yuk, depressiya, munosabat muammosi *

C) Faqat uyat

D) Vaqtinchalik stres

14-MAVZU: GINEKOLOGIK SARATON KASALLIKLARI: BACHADON, TUXUMDON VA VULVA SARATONI

REJA

1. Ginekologik saraton kasalliklarining tasnifi va epidemiologiyasi

2. Bachadon va tuxumdon saratingining klinik ko'rinishi, tashxisi va davolash

3. Erta aniqlash strategiyalari va profilaktika

Tayanch iboralar

Endometrial saraton | Tuxumdon saratoni | Vulva saratoni | Gisterektomiya | Kimyoterapiya | Radioterapiya | CA-125 | BRCA1/2 | Staging | Skrining

Ginekologik saraton kasalliklari — bachadon, tuxumdon, bachadon bo'yni, vulva, qin saratingini o'z ichiga oladi. Bachadon bo'yni saratoni ayniqsa yuqori daromadli mamlakatlarda skrinig va vaksinatsiya tufayli kamaymoqda. Endometrial saraton rivojlangan mamlakatlarda eng ko'p tarqalgan ginekologik saraton. Tuxumdon saratoni — erta belgi bermasligi sababli o'lim ko'rsatkichi yuqori.

Endometrial (bachadon) saratoni — endometriy saratingi. Xavf omillari: semirish (estrogen adipoz to'qimada ishlab chiqariladi), qandli diabet, menopauz (endogen estrogen to'xtamaslik), nullipar (bola ko'rmagan), erta menarhe/kech menopauza, tamoksifen qabuli, genetik (Lynch sindromi). Asosiy belgisi: postmenopauza qon ketishi.

Endometrial saraton tashxisi: UTT — endometriy qalinligini o'lchash (postmenopauzada >4-5 mm shubhali). Gisteroskopiya + biopsi — tashxisni tasdiqlash. Pipelle biopsi — ambulatoriya usul. MRI — tarqalishni baholash. CT — metastazlar uchun. Staging: I — bachadon ichida, II — bo'yin, III — qorin bo'shlig'i, IV — uzoq metastaz.

Endometrial saraton davolash: Jarrohlik (staging operatsiyasi — gisterektomiya + bilateral salpingo-ooforektomiya + limfa tugunlari). I bosqich — faqat jarrohlik yetarli. II-IV bosqich

— radioterapiya va/yoki kimyoterapiya. Prognoz: I bosqich — 95% 5 yillik yashash. Gormon terapiyasi (progesteron yuqori doza) — erta bosqich, organ saqlash.

Tuxumdon saratoni — 'sokin qotil'. Xavf omillari: yoshlik tug'urmagan, menopauz, BRCA1/BRCA2 mutatsiyalari (30-50% hayot bo'yi xavf), oilaviy saraton tarixi, gormonal stimulyatsiya. Himoya omillari: ko'proq tug'ruq, emizish, OKS qabuli, tuxumdon/naylarni olib tashlash.

Tuxumdon saratoni klinikasi: erta bosqichda deyarli simptomsiz. Kech bosqich simptomlari: qorin kattalashishi, astsit, bloating (qorin shishishi), tez to'yish, qorin noqulayligi. CA-125 — skrinig uchun yetarli emas (spetsifikligi past). BRCA mutatsiyali ayollarda profilaktik salpingo-ooforektomiya ko'rib chiqiladi.

Tuxumdon saratoni davolash: Jarrohlik + kimyoterapiya. Staging operatsiyasi: TAH + BSO + omentektomiya + peritoneal biopsi.

Kimyoterapiya: karboplatin + taksolel (6 sikl). Debulking jarrohlik — mumkin bo‘lcha ko‘proq o‘smani olib tashlash. Prognoz: I bosqich — 90%, III bosqich — 30%. Bevatsizumab (VEGF inhibitori) va PARP inhibitorlari (BRCA mutatsiyada) zamonaviy usullar.

Vulva saratoni — kamroq uchraydi, asosan keksa ayollarda. Ko‘pincha yaxshi sifatli shikastlanish (leykoplakiya, VIN) dan rivojlanadi. HPV bilan bog‘liq yosh ayollarda ham uchraydi. Belgilari: qichishish, yara, tuguncha. Davolash: keng ekstsiziya, limfa tugunlari, ba’zan radioterapiya. Erta aniqlash zarur.

Profilaktika va erta aniqlash: HPV vaksinatsiyasi — bachadon bo‘yni saratoni profilaktikasi. Pap-smear — skrining. Postmenopauza qon ketishida darhol tekshirish. BRCA mutatsiyasi — genetik konsulting va profilaktik choralar. Sog‘lom hayot tarzi — semirlik va qandli diabetdan saqlash.

Hamshira parvarishi: saraton tashxisi bilan yashayotgan bemorga psixologik qo'llab-quvvatlash, kimyoterapiya va radioterapiya yon ta'sirlarini boshqarish, postoperativ parvarish, uyda parvarish bo'yicha ko'rsatmalar, palliativ parvarish zarur bo'lsa, bemor va oilasiga ma'lumot va qo'llab-quvvatlash.

Savol va topshiriqlar

1. Endometrial saraton xavf omillarini ayting.
2. Tuxumdon saratingi nima uchun 'sokin qotil' deb ataladi?
3. BRCA1/BRCA2 mutatsiyasi nima va qanday ahamiyatga ega?
4. Bachadon saratoni davolashda qaysi usullar qo'llaniladi?

Test savollari

1. Endometrial saraton asosiy xavf omili?

A) Yosh

B) Semirish va estrogen oshishi *

C) JYYI

D) Stres

2. Postmenopauza qon ketishi darhol nima uchun tekshiriladi?

A) Oddiy holat

B) Endometrial saraton gumonida *

C) Hormonal o‘zgarish

D) Atrofik vaginit

3. Tuxumdon saratoni erta bosqichda?

A) Kuchli og‘riq

B) Deyarli simptomsiz *

C) Ko‘p qon ketish

D) Isitma

4. BRCA1/2 mutatsiyasi qaysi saraton xavfini oshiradi?

A) Bachadon saratoni faqat

B) Ko‘krak bezi va tuxumdon saratoni *

C) Bachadon bo‘yni saratoni

D) Vulva saratoni

5. Tuxumdon saratoni kimyoterapiyasida qaysi dorilar?

A) Antibiotiklar

B) Karboplatin + taksolel *

C) Antiviruslar

D) NSAIDlar

6. Endometrial saraton davolashda asosiy usul?

A) Faqat kimyoterapiya

B) Gisterektomiya + staging *

C) Radioterapiya

D) Gormonal terapiya

7. Vulva saratoni asosan qaysi yoshda uchraydi?

A) 20-30 yosh

B) 30-40 yosh

C) Keksa ayollarda *

D) 15-25 yosh

8. Endometrial saraton I bosqichida 5 yillik yashash foizi?

A) 50%

B) 70%

C) 80%

D) 95% *

9. CA-125 ko‘rsatkichi qaysi saratonda ishlatiladi?

A) Bachadon saratoni

B) Tuxumdon saratoni kuzatuvida *

C) Ko‘krak bezi

D) Bachadon bo‘yni

10. Profilaktik salpingo-ooforektomiya kimmga ko‘rib chiqiladi?

A) Barcha ayollarga

B) BRCA mutatsiyali ayollarga *

C) 50 yoshga to‘lganlarga

D) Menopauzada

15-MAVZU: KONTRASEPSIYA USULLARI. TANLASH, QO‘LLASH VA YON TA’SIRLAR

REJA

1. Kontrasepsiya usullarining tasnifi va samaradorlik ko‘rsatkichlari (Pearl indeksi)

2. Gormonal kontrasepsiya usullari: turlari, mexanizm va yon ta’sirlar

3. Gormonsiz kontrasepsiya va favqulodda kontrasepsiya

Tayanch iboralar

Kontrasepsiya | Pearl indeksi | OKS (oral kontratseptiv) | Progestinli tabletkalar | Hormon implant | LNG-IUS (Mirena) | Prezervativ | IUD | Favqulodda kontrasepsiya | Levonorgestrel

Kontrasepsiya — homiladorlikning oldini olish usullari. Samaradorlik Pearl indeksi bilan o‘lchanadi: 100 ayol bir yil davomida usulni ishlatganda nechta homiladorlik bo‘lishi. Pearl indeksi 0 ga yaqin bo‘lishi — samarali.

Kontrasepsiyani tanlashda: samaradorlik, yon ta’sir, qulay ishlatish, turar joy, oilaning rejasi, sog‘liq holati hisobga olinadi.

Kombinatsiyalashgan oral kontratseptivlar (OKS): estrogen + progesteron. Mexanizmi: ovulyatsiyani inhibe qilish, servikal shilimshiqni quyuqlashtirish, endometriyni yupqalashtirish. Pearl indeksi: 0.1-0.3 (to‘g‘ri ishlatilanda). Qo‘shimcha foydalar: PMS, dismenoreya, PTOS, akne, endometrioz, mioma simptomlarini yaxshilaydi. Ko‘rsatmaslik: tromboz tarixi, migren+aura, 35+ yosh va chekish, qon bosimi baland.

Faqat progestinli tabletkalar (mini-pill): estrogen yo‘q. Ko‘pincha emizayotgan ayollar, tromboz xavfi bo‘lganlar uchun. Har kuni bir xil vaqtda ichilishi shart (3 soat chegarasi muhim). Mexanizmi: asosan servikal shilimshiq. Pearl indeksi: 0.3-1. Ko‘proq tartibsiz qon ketish.

Progestinli implant (Implanon/Nexplanon): teri ostiga qo‘yiladigan silindr. 3 yil ishlaydi. Yuqori samaradorlik (Pearl <0.1). Juda qulay — eslab turish kerak emas. Ko‘p hollarda hayz to‘xtaydi yoki kamaydи. O‘rnatish va olib tashlash tibbiy muolaja talab etadi.

Hormon o‘z ichiga olgan intrauterin tizim (LNG-IUS, Mirena): 5 yil ishlaydi. Lokal progestogen ta’siri — endometriyni yupqalashtiradi, servikal shilimshiqni quyuqlashtiradi. Pearl <0.1. Menorragiya, dismenoreya, endometrioz davolashda ham qo‘llaniladi. O‘rnatish paytida qisqa og‘riq bo‘lishi mumkin.

Mis spiral (Cu-IUD): gormonsiz. 5-10 yil ishlaydi. Mis ionlari sperma uchun toksik. Pearl: 0.5-0.8. Hayz ko‘payishi, og‘riqning oshishi — asosiy yon ta’sir. Favqulodda kontrasepsiya sifatida ham ishlatilas (jinsiy aloqadan 5 kun ichida). Gormonal kontratsepsiya kontrendikatsiyalarida yaxshi muqobil.

Prezervativ (kondom): Erkak kondom — Pearl: 2-15 (to‘g‘ri ishlatilanda 2, odatda 15). JYYI dan ham himoya qiladi — ikki qavatli himoya ('double Dutch' — kondom + gormonal). Ayollar kondomi ham mavjud. Lotin Amerika va Afrika, rivojlanayotgan mamlakatlarda keng tarqalgan.

Favqulodda kontrasepsiya (EC): Levonorgestrel (Plan B) — 72 soat ichida (iloji boricha erta). Ulipristal asetat — 120 soat ichida, biroz samaraliroq. Mis spiral — 5 kun ichida, eng samarali EC. Ovulyatsiyani kechiktiradi/to‘xtatadi. Abortsifakent emas (implantatsiyaga ta’sir — bahsli).

Tabiiy usullar: Hayz siklining kalendar usuli — kam samarali. Bazal harorat, shilimshiq kuzatish (Billings) — o‘rganish talab etadi. Jinsiy aloqadan tiyilish. Bu usullar samaradorligi past, ammo ba’zi din va madaniy an'analarga mos.

Hamshira parvarishi: kontrasepsiya haqida to‘liq ma’lumot berish (har bir usulning foydasi, yon ta'siri), bemorni tanlashga yordam berish, IUD va implant o'rnatishga tayyorlash va keyingi parvarish, yon ta'sirlar bo'lganda shifokorga murojaat qilishni eslatish, regular kuzatuv uchun rag'batlantirish.

Savol va topshiriqlar

1. Pearl indeksi nima va u qanday hisoblanadi?
2. OKS qo'llashga kontrendikatsiyalar qaysilar?
3. LNG-IUS va Cu-IUD ni solishtiring.
4. Favqulodda kontrasepsiya turlarini va ularni qo'llash muddatlarini ayting.

Test savollari

1. Pearl indeksi nima?

A) OKS dozasi

B) 100 ayol 1 yilda nechta homiladorlik bo'lishi

*

C) Kondom turi

D) Gormonal ko'rsatkich

2. OKS kontrendikatsiyasi?

A) Akne

B) Tromboz tarixi, 35+ va chekish *

C) PTOS

D) Dismenoreya

3. Eng samarali kontrasepsiya usuli?

A) Prezervativ

B) Tabiiy usullar

C) Implant yoki LNG-IUS *

D) Mini-pill

4. LNG-IUS (Mirena) qancha vaqt ishlaydi?

A) 1 yil

B) 3 yil

C) 5 yil *

D) 10 yil

5. Mis spiral (Cu-IUD) qanday ishlaydi?

A) Gormonal ta'sir

B) Mis ionlari sperma uchun toksik *

C) Ovulyatsiyani to'xtatadi

D) Endometriyni yo'qotadi

6. Levonorgestrel EC qancha soat ichida ishlatilas?

A) 24 soat

B) 48 soat

C) 72 soat *

D) 120 soat

7. Prezervativning OKS dan afzalligi?

A) Ko‘proq samarali

B) JYYI dan himoya qiladi *

C) Arzon

D) Qulay

8. Mini-pill (faqat progestinli) kimga tavsiya etiladi?

A) Barcha ayollarga

B) Emizayotgan ayollar, tromboz xavfi bo‘lganlarda *

C) Menopauzada

D) Yoshlarga faqat

9. Favqulodda kontrasepsiyada mis spiral qancha kun ichida?

A) 24 soat

B) 48 soat

C) 72 soat

D) 5 kun *

10. OKS ning qo‘shimcha foydasi?

A) Infeksiyadan himoya

B) Dismenoreya, akne, PTOS simptomlarini yaxshilash *

C) Bepushtlikni davolash

D) Menopauzaga imkon

16-MAVZU: BACHADON PROLAPSUSI VA TUSHISHI. PELVIK ORGAN PROLAPSUSI

REJA

1. Bachadon prolapsusi va pelvik organ prolapsusining ta’rifi va sabablari

2. Klinik ko‘rinishlari va darajalar

3. Konservativ va jarrohlik davolash

Tayanch iboralar

Bachadon prolapsusi | Pelvik organ prolapsusi (POP) | Sistotsele | Rektotsele | Enterotsele | Stres siydik qochishi | Pessariy | Kolporafiya | Gisterektomiya | Pelvik zamin mustahkamlash

Pelvik organ prolapsusi (POP) — pelvik zamin muskullarining zaiflashi natijasida bachadon, qin, siydik pufagi yoki ichak tutuvchi to‘qimalarning pastga tushishi. Keng tarqalgan asorat: 40-50% ayollar hayotida biror darajada POP boshidan kechirishgan. Hayot sifatini sezilarli pasaytiradi, ammo hayot uchun xavfli emas.

Xavf omillari: Ko‘p tug‘ruq (ayniqsa og‘ir tug‘ruq, katta bola, uzoq tug‘ruq). Semirish. Surunkali qorin bosimini oshiruvchi holatlar (qabziyat, YUYI, og‘ir jismoniy ish). Menopauz — estrogen yetishmovchiligi pelvik zamin to‘qimalarini susaytiradi. Genetik moyillik (biriktiruvchi to‘qima zaifligi). Oldingi jarrohliklar.

Prolapsus turlari: Sistotsele — qin orqali siydik pufagining tushishi (oldingi devori). Rektotsele — qin orqali to‘g‘ri ichak tushishi (orqa devori). Enterotsele — qin orqali ingichka ichak tushishi (yuqori devori). Bachadon prolapsusi — bachadon qin ichiga yoki qin orqali tashqariga tushishi. Ko‘pincha aralash holat kuzatiladi.

Darajalar (POP-Q tizimi bo‘yicha): I daraja — a’zolar yuqorida, simptomsiz. II daraja — gimen sathiga yaqin, minimal simptomlar. III daraja — gimen sathidan pastga tushgan, belgilangan simptomlar. IV daraja — to‘liq tushishi (protsidentsiya).

Klinik belgilari: qindan chiqib turgan narsa hissi, qorin pastida og‘irlik, belda og‘riq. Siydik pufagi prolapsusida: stres siydik qochishi (yo‘tal, kulish, sakrashda), tez-tez siydik qilish, siydik chiqarish qiyinligi. Rektotsele: defekatsiya qiyinligi, to‘liq bo‘shatmaslik hissi, qo‘l bilan yordam berish kerakliği.

Konservativ davolash: Pelvik zamin mashqlari (Kegel mashqlari) — engil-o'rtacha prolapsusda, profilaktika uchun. Pessariy — qinga kirgiziluvchi silikon qurilma, prolapsusni mechanik ushlab turadi. Turli shakl va o'lchamlari bor. Jarrohlik mumkin bo'lmagan ayollar uchun yaxshi muqobil. Estrogen (vaginal krem) — atrofik vaginit va prolapsusni kamaytiradi.

Jarrohlik davolash: Kolporafiya — qin devorlarini tikish (sistotsele/rektotsele). Gisterektomiya ± qin bitishini qo'llab-quvvatlash. Qin asosi fiksatsiyasi (sakrokolpopeksiya — laparoskopik yoki robot-yordamida). Mesh (to'r) implant — kuchli, ammo mesh komplikatsiyalari. Obliteratsion usullar (Lefort) — jinsiy hayot rejalashtirilmayotgan keksa ayollar.

Stres siydik qochishi (SUI) alohida muammo. Pelvik zamin zaiflashuvi natijasida intra-abdominal bosim oshganda siydik chiqishi.

Urodynamik tekshiruv — tashxis. Davolash: mashqlar, pessariy, midüretral sling (TOT, TVT jarrohlik). Duloksetin — farmakolojik.

Postoperativ parvarish: 6-8 hafta og'ir ko'tarmaslik, qabziyatdan saqlash (suv ko'p ichish, tolali ovqat), jinsiy tiyilish 6 hafta. Pessariy ishlatiladigan ayollar: 3-6 oy safda tekshiruv, pessariyni tozalash. Qinning yaxshi gigienasi.

Hamshira parvarishi va profilaktika: Kegel mashqlarini o'rgatish (tug'ruqdan keyin darhol). Semirlikni kamaytirish. Qabziyatdan saqlash. Pessariy o'rnatish va parvarishni o'rgatish. Postoperativ kuzatuv. Bemor uyatchilik his qilishi mumkin — maxfiy, hurmatli muloqot muhim.

Savol va topshiriqlar

1. Sistotsele, rektotsele va enterotsele farqini ayting.

2. Pessariy qanday qurilma va u kimga tavsiya etiladi?

3. Stres siydik qochishi nima va u qanday davolanadi?

4. Bachadon prolapsusini oldini olish uchun nima qilish kerak?

Test savollari

1. Sistotsele nima?

A) To‘g‘ri ichak tushishi

B) Siydik pufagining qin orqali tushishi *

C) Bachadon tushishi

D) Ingichka ichak tushishi

2. Bachadon prolapsusining asosiy xavf omili?

A) Stres

B) Ko‘p tug‘ruq, semirish, menopauza *

C) Yosh

D) JYYI

3. Kegel mashqlari nimaga qaratilgan?

A) Qorin muskullariga

B) Pelvik zamin muskullarini mustahkamlash *

C) Orqa muskullariga

D) Oyoq muskullariga

4. Pessariy nima?

A) Dori

B) Qinga kirgiziluvchi mexanik qurilma *

C) Jarrohlik usuli

D) Mashq asbob

5. Stres siydik qochishi qachon kuzatiladi?

A) Tinch o‘tirganda

B) Yo‘tal, kulish, sakrashda *

C) Uxlashda

D) Sayrda

6. Rektotsele klinik belgisi?

A) Ko‘p siydik qilish

B) Defekatsiya qiyinligi, to‘liq bo‘shatmaslik *

C) Qorin og‘rig‘i

D) Isitma

7. Sakrokolpopeksiya nima?

A) Qorin kesish

B) Qin asosi fiksatsiyasi *

C) Pessariy qo‘yish

D) Kegel mashqi

8. Postoperativ parvarish prolapsus jarrohligidan keyin?

A) Darhol og‘ir ish

B) 6-8 hafta og‘ir ko‘tarmaslik *

C) 1 hafta yetarli

D) Maxsus parvarish kerak emas

9. Prolapsus xavf omili sifatida menopauzada nima muhim?

A) Estrogen kamayishi pelvik zamin to‘qimalarini susaytiradi *

B) Gormonal oshishi

C) Qandli diabet

D) JYYI

10. Stres SUI da jarrohlik usuli?

A) Gisterektomiya

B) Midüretral sling (TOT/TVT) *

C) Qin bitishi

D) Kolporafiya

17-MAVZU: GINEKOLOGIK OPERATSIYALAR: TURLARI, TAYYORGARLIK, OPERATSION VA POSTOPERATIV PARVARISH

REJA

1. Ginekologik operatsiyalarning tasnifi: laparoskopik, laparotomik, vaginal

2. Preoperativ tayyorgarlik va risk baholash

3. Intraoperativ va postoperativ hamshira parvarishi

Tayanch iboralar

Laparoskopiya | Laparotomiya | Gisterektomiya | Miomektomiya | Salpingektomiya | Oforektomiya | Preoperativ tayyorgarlik | Perioperativ antibioтikoprofilaktika | DVT profilaktikasi | Postoperativ asoratlar

Ginekologik operatsiyalar uch asosiy yo‘l bilan amalga oshiriladi: Laparoskopiya — qorin devorida kichik teshiklar orqali kamera va asboblar kiritish. Laparotomiya — qorin kesish. Vaginal (qin orqali) — tashqi kesish yo‘q. Robot-yordamida laparoskopiya — zamonaviy usul. Har birining ko‘rsatma va afzalliklari bor.

Laparoskopiyaning afzalliklari: kichik jarohat, tez tiklanish, kam og‘riq, qisqa kasalxonada yotish, estetik. Kamchiliklari: texnik qiyinlik, uzun o‘rganish egri. Ko‘rsatmalari: diagnostika (endometrioz, bepushtlik), kistektomiya, miomektomiya, salpingektomiya, adneksektomiya, ektopik, gisterektomiya, adhesiolizis.

Laparotomiya: katta aralashuvlar uchun. Katta mioma, saraton staging, qon ketish, peritonit, asoratlar holati. Qorin kesish: transversal (Pfannenstiel — estetik, keng qo‘llash), longitudinal (erta kirish imkoni). Tez tiklanish laparoskopiyaga nisbatan sekin.

Vaginal gisterektomiya: Tashqi kesish yo‘q — kosmetik afzal. Qin orqali bachadonni olib chiqish. Ko‘rsatma: bachadon prolapsusi, o‘rtacha o‘lchamdagi bachadon, benign patologiyalar.

Kamroq og'riq, tez tiklanish. Kombinatsiyalashgan laparoskopik-vaginal (LAVH) ham qo'llaniladi.

Preoperativ tayyorgarlik: Tibbiy baholash — qon tahlili, koagulograma, EKG, rentgen. Gemodinamik barqarorlashtirish, anemiyani korreksiyalash. Perioperativ antibiotikoprofilaktika (servisit, pnemomoniya oldini olish). DVT profilaktikasi — kompressiya paypoqlari, geparin. Oshqozon tayyorligi — och holda kelish. Ro'diy tozalash (ba'zi holatlarda). Psixologik tayyorgarlik.

Maxsus tayyorgarlik: Gisterektomiya oldidan — bachadon bo'yni sitologiyasi, UTT, endometriyal biopsi (kerak bo'lsa). Laparoskopiya oldidan — siydik pufagini bo'shatish, kateter. Qon guruhini aniqlash, zarur bo'lsa donorlik. Anesteziya konsultatsiya. Rozilik formasini imzolash.

Intraoperativ parvarish: Bemorni to'g'ri holatga qo'yish (Trendelenburg, dorsal lithotomy).

Aseptika qoidalariga rioya. Elektrokauter xavfsizligi. Qon yo‘qotishni kuzatish. Kuzatish — hayotiy ko‘rsatkichlar, SpO2. Preparatlarni (rezektsiya bo‘laklari) to‘g‘ri etiketlash va patologiyaga yuborish.

Postoperativ erta parvarish (PACU — post-anesteziya kuzatuvi): Hush tiklanishi, nafas, qon bosimi, puls, SpO2. Og‘riq baholash va boshqarish (analgetiklar). Drip kuzatuv, hajm nazorat. Siydik qopini (Foley kateter) kuzatish. Infektsiya belgilari (isitma, yaradan ajralma). Erkit harakatlantirishni rag‘batlantirish.

Postoperativ kech parvarish: Ovqatlanishni tiklash — dastlab suyuq, keyin kengaytirish. Foley kateterini olib tashlash. Yaradan parvarish (har kuni ko‘rish, dezinfektsiya). DVT xavfini kuzatish (oyoqda og‘riq, shish). Aktivatsiyani oshirish. Ozod qilish ko‘rsatmalari — cheklovlar, dori, kuzatuv sanasi.

Asoratlar: Qon ketish. Infeksiya (yara, endometrit). DVT/PE. Siydik yo‘li shikastlanishi (gisterektomiyada). Ichak shikastlanishi. Qo‘shni a’zo adheziyalari. Laparoskopiyada trokar shikastlanishi. Hamshira bu asoratlarni erta aniqlashi va shifokorga xabar berishi kerak.

Savol va topshiriqlar

1. Laparoskopiya va laparotomiyaning farqlari va ko‘rsatmalarini ayting.
2. DVT profilaktikasi nima uchun ginekologik operatsiyalarda muhim?
3. Postoperativ birinchi soatlarda hamshira nimalarga e’tibor beradi?
4. Gisterektomiyaning asosiy ko‘rsatmalari qaysilar?

Test savollari

1. Laparoskopiya qanday amalga oshiriladi?

A) Katta qorin kesish

B) Kichik teshiklar orqali *

C) Qin orqali

D) Tashqi a'zolardan

2. Perioperativ antibiotikoprofilaktika nima uchun?

A) Davolash uchun

B) Postoperativ infeksiya oldini olish *

C) Og‘riqni kamaytirish

D) Qon ketishni to‘xtatish

3. DVT profilaktikasida nima qo‘llaniladi?

A) Og‘riq qoldiruvchi

B) Kompressiya paypoqlari va geparin *

C) Antibiotik

D) Suv ko‘p ichish

4. Vaginal gisterektomiyaning afzalligi?

A) Tezroq operatsiya

B) Tashqi kesish yo‘q — kosmetik afzal *

C) Ko‘proq xavfsiz

D) Arzonroq

5. Preoperativ anesteziolog konsultatsiya nima uchun?

A) Formallik

B) Anesteziya xavfini baholash va rejalashtirish *

C) Dori berish

D) Qon tahlili

6. Postoperativ Foley kateteri nima uchun qo‘yiladi?

A) Og‘riqni kamaytirish

B) Siydik chiqarishni kuzatish *

C) Infeksiya oldini olish

D) DVT oldini olish

7. Gisterektomiyada siydik yo‘li shikastlanishi qaysi asorat?

A) Tez-tez asorat

B) Kam uchraydigan, ammo mumkin bo‘lgan asorat *

C) Hech bo‘lmaydi

D) Asosiy asorat

8. Laparoskopiyada Trendelenburg holati nima?

A) Oyoqlar yuqorida *

B) Bosh yuqorida

C) Yon yotish

D) Tik o‘tirish

9. Postoperativ erkit harakatlantirishning maqsadi?

A) Og‘riqni oshirish

B) DVT oldini olish va tuzalishni tezlashtirish *

C) Shifokor xohishi

D) Qoidada shunday

10. Qon yo‘qotish kuzatuvida nima muhim?

A) Faqat og‘riq

B) Qon bosimi, puls, drip nazorat *

C) Faqat siydik

D) Harorat

18-MAVZU: GINEKOLOGIYADA DIAGNOSTIK USULLAR: KOLPOSKOPIYA, GISTEROSKOPIYA, LAPAROSKOPIYA, HSG

REJA

1. Ginekologik diagnostikaning asosiy instrumental usullari

2. Har bir usulning ko'rsatmalari, o'tkazish texnikasi va bemorni tayyorlash

3. Natijalarni talqin qilish va hamshira parvarishi

Tayanch iboralar

Kolposkopiya | Gisteroskopiya | Laparoskopiya | HSG (gisterosalpingografiya) | Transvaginal UTT | Biopsi | Endometrial kyuretaj | MRI pelvis | Sonogisterografiya | Diagnostik laparoskopiya

Ginekologiyada diagnostik usullar ikki guruhga bo'linadi: vizual (kolposkopiya, gisteroskopiya, laparoskopiya) va radiologik/tasviriy (UTT, HSG, MRI, CT). Har bir usulning o'ziga xos ko'rsatmalari, bemorni tayyorlash tartibi va ma'lumot darajasi bor. Hamshira ularning barchasida muhim rol o'ynaydi.

Transvaginal UTT (TVS): Eng keng qo'llaniladigan, birinchi qator diagnostik usul. Bachadon, tuxumdon, endometriy, follikulalarni yaqindan ko'rish imkoniyati. Ko'rsatmalari: menstrual buzilishlar, qon ketish, og'riq, kista, mioma, ektopik gumon, bepushtlik monitoring. Bemorni tayyorlash: siydik pufagini bo'shatish. Og'riqsiz, xavfsiz.

Kolposkopiya: Bachadon bo'ynini optik kattalashtiruvchi asbob (kolposkop) bilan ko'rish. Ko'rsatmalari: anomal Pap-smear, bachadon bo'yni patologiyasi, CIN gumon. Texnika: sinapirka kislotasi (3-5%) va Lyugol eritmasi bilan bo'yash. Shubhali sohaların biopsi olinadi. Bemorni tayyorlash: hayzdan tashqari davr, hayz arafasida emas. Bir necha kun ajralmalar normaldir.

Gisteroskopiya: Qin orqali bachadon bo'shlig'iga kamera kiritish. Ko'rsatmalari: anomal qon ketish, polip, submukoz mioma, sinexiya (Asherman sindromi), anomaliyalar, IUD yo'qolishi, bepushtlik. Diagnostik va operatsion turlari. Bemorni tayyorlash: hayzdan so'ng birinchi hafta optimal, profilaktik antibiotik, analgeziya. Ambulatoriya yoki qisqa anestezia.

HSG (Gisterosalpingografiya): Bachadon bo‘shlig‘i va nayylarini rentgen kontrast modda bilan ko‘rish. Ko‘rsatmalari: nayli o‘tkazuvchanlik, bachadon anomaliyalari, bepushtlik tekshiruv. Texnika: servikal kateter orqali kontrast modda, rentgen. O‘tkazuvchi naydan suyuqlik qorin bo‘shlig‘iga tarqalishi ko‘rinadi. Og‘riq bo‘lishi mumkin — NSAIDlar oldindan.

Sonogisterografiya (suyuqlik infuzion sonografiya): UTT bilan birga bachadon ichiga suyuqlik yuborish. Polip, submukoz mioma, sinexiyalarni yaxshi ko‘rish. HSG ga nisbatan nurlanishsiz. Ko‘rsatmalari: submukoz patologiya, bepushtlik.

Laparoskopiya diagnostik: Qorin bo‘shlig‘ini kamera bilan ko‘rish. Ko‘rsatmalari: tushunarsiz pelvik og‘riq, endometrioz, bepushtlik, adneksit, o‘sma. Umumiy anestezia. Trokar orqali kamera, CO2 gaz bilan qorin bo‘shlig‘ini kengaytirish. Bir vaqtda davolash ham mumkin — diagnostik laparoskopiya davolash laparoskopiyasiga o‘tishi mumkin.

Endometrial biopsi va kyuretaj: Biopsi — pipelle yoki biopsi forsepsi bilan endometriy namunasi olish. Ko‘rsatmalari: anomal qon ketish, postmenopauz qon ketish, saraton skriningi. Kyuretaj (qirish) — keng qirish asbob bilan to‘liq endometriyni olib tashlash. Ko‘proq material, aniq tashxis.

MRI pelvis: Murakkab patologiyalarda — katta mioma, saraton staging, chuqur endometrioz, pelvik massa differensial. Bezali, nurlanishsiz, yuqori kontrast. Nisbatan qimmat, vaqt oladi. Ko‘rsatmalari: saraton bosqichlash, adenomiyoz tashxisi, endometrioz chuqurligi, kista tavsifi.

Hamshira parvarishi diagnostik usullarda: Bemorni to‘g‘ri tayyorlash (ich kelishini, siydik pufagini). Protsedura haqida to‘liq tushuntirish (nima bo‘ladi, og‘riq bo‘ladimi, qancha vaqt). Psixologik qo‘llab-quvvatlash. Materialni to‘g‘ri belgilab laboratoriyaga yuborish. Protseduradan keyin kuzatuv (ajralmalar, og‘riq, harorat). Natijalar kelib tushganda shifokorga yetkazish.

Savol va topshiriqlar

1. Kolposkopiyaga ko‘rsatmalarni ayting.
2. HSG bilan sonogisterografiyaning farqi nimada?
3. Diagnostik laparoskopiyaga tayyorlash qanday?
4. Endometrial biopsi qachon o‘tkaziladi?

Test savollari

1. Transvaginal UTT uchun siydik pufagi qanday bo‘lishi kerak?

   A) To‘lgan

   B) Bo‘shagan *

   C) Yarim to‘lgan

   D) Ahamiyatsiz

2. Kolposkopiyada sinapirka kislotasi nima ko'rsatadi?

A) Normal hujayralarni

B) O'zgargan hujayralarga xos atseto-oq maydonlar *

C) Saraton

D) Normal qizil maydon

3. Gisteroskopiya ko'rsatmasi?

A) Tuxumdon kistasi

B) Bachadon bo'shlig'idagi polip, mioma, sinexiya *

C) Nayli o'tkazuvchanlik

D) Endometrioz

4. HSG qanday tekshiruv?

A) Bachadon muskulini ko'rish

B) Bachadon va naylarni kontrast bilan rentgen *

C) Ultratovush

D) MRI

5. Pipelle biopsi nima?

A) Katta qirish

B) Ingichka biopsi asbob bilan endometriy namunasi *

C) Laparoskopiya turi

D) Qin biopsi

6. MRI pelvis qachon afzal?

A) Oddiy UTT o'rniga

B) Saraton staging, adenomiyoz, chuqur endometrioz *

C) Infeksiyada

D) Har doim

7. Laparoskopiya uchun qorin qanday kengaytiriladi?

A) Suv

B) CO2 gaz *

C) Havo

D) Tuz eritmasi

8. Kolposkopiya optimal qachon o'tkaziladi?

A) Hayz paytida

B) Hayzdan so'ng birinchi hafta *

C) Hayz arafasida

D) Har qanday paytda

9. Diagnostik laparoskopiya bemorni tayyorlash?

A) Maxsus tayyorgarlik yo‘q

B) Umumiy anestezia tayyorligi, och holat *

C) Faqat analgetik

D) Antibiotik yetarli

10. HSG dan oldin NSAIDlar nima uchun?

A) Infeksiyani oldini olish

B) Og‘riqni kamaytirish *

C) Kontrast moddaga tayyorlash

D) Nayyni kengaytirish

19-MAVZU: HOMILADORLIKNI REJALASHTIRISH, PRENATAL KONSULTING VA REPRODUKTIV SALOMATLIK

REJA

1. Homiladorlikni rejalashtirish va prenatal vitaminnlar ahamiyati

2. Prenatal konsulting: xavf baholash va monitoring

3. Reproduktiv salomatlik: keng yondashuv

Tayanch iboralar

Prenatal konsulting | Foliy kislota | Prekontseptsion parvarish | Xromosoma tekshiruvi | Genetik maslahat | TORCH infeksiyalar | Rubella immunitet | Antenatal tekshiruv | Reproduktiv salomatlik | Sog'lom hayot tarzi

Homiladorlikni rejalashtirish — bu homiladorlikdan oldin sog'liqni optimallashtirish jarayoni. Prekontseptsion parvarish: surunkali kasalliklarni nazorat qilish (qandli diabet, tiroid, epilepsiya, yurak kasalligi), dorilarni ko'rib chiqish (teratogen dorilarni o'zgartirib), immunizatsiya holati tekshirish (rubella, varicella), hayot tarzi o'zgarishlari (chekish, alkol, narkotik).

Foliy kislota — neyral naychasi nuqsonlarini (NTD — spina bifida, anensefaliya) 70% gacha kamaytiradi. Homiladorlikdan kamida 1 oy oldin boshlanib, birinchi trimestr davomida davom ettiriladi. Doza: 400 mkg/kun. NTD xavfi yuqorilarda (oldingi NTD, qandli diabet, ba'zi antiepileptik dorilar) — 5 mg/kun.

TORCH infeksiyalar — ona homilaga o'tkazishi mumkin bo'lgan infeksiyalar guruhi: Toksoplazmoz, Boshqa (sifilis, varicella, HPV), Rubella, Sitomegalovirus (CMV), Herpes. Ularni oldindan tekshirish va davolash muhim. Rubella immunitet yo'q bo'lsa — vaksinatsiya, homilador bo'lishdan 4 hafta keyin.

Genetik maslahat ko'rsatmalari: oilaviy genetik kasalliklar tarixi, oldingi o'zgargan bola, yoshligi 35 dan katta (Down sindromi xavfi), takroriy o'z-o'zidan abort, qarindosh nikoh. Preimplantatsion genetik diagnostika yoki prenatal diagnostika (amniotsentez, xorion biopsi, NIPT) variantlari.

Prekontseptsion tibbiy tekshiruv: Qon tahlili (umumiy qon, qon guruhi va Rh, qandli diabet, sifilis, HIV, gepatit B/C). Siydik tahlili. Tiroid funksiyasi. Qin mikroflorasi (JYYI). UTT (bachadon, tuxumdon). Pap-smear. Immunizatsiya tarixi. Qon bosimi, og'irlik, BMI.

Antenatal kuzatish tizimi: Birinchi ko'rik 8-10 haftada. Keyingi ko'riklar: 16, 20-22 (anomaliyalar UTT), 28, 32, 36, 38-40 haftalar. Har ko'rikda: qon bosimi, og'irlik, fundus balandligi, homila yurak urishi, siydik tahlili. Gematologik monitoring (anemiya). Glyukoza tolerantligi 24-28 hafta.

Reproduktiv salomatlik — WHO ta'rifida: nafaqat kasalliklarning yo'qligi, balki jinsiy va reproduktiv tizimning to'liq jismoniy, ruhiy va ijtimoiy farovonligi. Bu quyidagilarni o'z ichiga oladi: jinsiy salomatlik, homiladorlik va tug'ruq xavfsizligi, kontrasepsiya, JYYI profilaktikasi, saraton skrinigi.

Homiladorlikka tayyorlanishda sog‘lom hayot tarzi: Chekishni tashlash (fetal o‘sish cheklovi, preterm tug‘ish, o‘limlik xavfi). Alkol — teratogen, o‘z-o‘zidan abortga olib keladi. Tana vaznini normalashtirish (semirlik va ozlik ikkalasi ham xavfli). Jismoniy faollik — o‘rtacha. To‘g‘ri ovqatlanish (temir, kaltsiy, foliy, D vitamini).

Psixologik tayyorgarlik: Onaning ruhiy holati homiladorlikka ta’sir qiladi. Stres, depressiya, tashvish davolash kerak. Juft sifatida tayyorgarlik, ota rolini rag‘batlantirish. Avvalgi qiyin tug‘ruq yoki yo‘qotish bo‘lsa psixologik qo‘llab-quvvatlash.

Hamshira va akusher-ginekolog rolи: Prekontseptsion konsulting — ko‘rsatmalar, testlar, hayot tarzi. Foliy kislota, TORCH, genetik maslahat bo‘yicha ma’lumot. Antenatal kuzatishni tashkil etish. Ma’lumotli rozilik — barcha tekshiruvlar va protseduralar uchun. Sog‘lom homiladorlik haqida ma’lumot berish.

Savol va topshiriqlar

1. Foliy kislota nima uchun tavsiya etiladi va qanday miqdorda?

2. TORCH infeksiyalar guruhiga nimalar kiradi?

3. Genetik maslahatga ko'rsatmalarni ayting.

4. Reproduktiv salomatlikning keng ta'rifi qanday?

Test savollari

1. Foliy kislota homiladorlikdan qancha oldin boshlanadi?

A) 1 hafta oldin

B) 1 oy oldin *

C) 6 oy oldin

D) Homiladorlik boshida

2. Foliy kislota qanday nuqsonlarni kamaytiradi?

A) Yurak nuqsonlari

B) Neyral naychasi nuqsonlari (NTD) *

C) Ko'z nuqsonlari

D) Qo'l-oyoq nuqsonlari

3. TORCH qisqarmasidagi 'R' nima?

A) Retrovirus

B) Rubella *

C) Rotavirus

D) RSV

4. 35 yoshdan katta ayolda yuqori xavf?

A) Mioma

B) Down sindromi xavfi oshishi *

C) Saraton

D) PTOS

5. Birinchi antenatal ko'rik qachon?

A) 4-5 hafta

B) 8-10 hafta *

C) 16 hafta

D) 20 hafta

6. Glyukoza tolerantligi homiladorlikda qachon?

A) 8 hafta

B) 16 hafta

C) 24-28 hafta *

D) 36 hafta

7. Rubella immunitet yo‘q bo‘lsa nima qilish kerak?

A) Homilador bo‘lish

B) Vaksinatsiya, 4 hafta keyin homiladorlik *

C) Antibiotik

D) Boshqa tekshiruv

8. Prekontseptsion parvarish maqsadi?

A) Homiladorlik oldini olish

B) Homiladorlik uchun sog‘liqni optimallashtirish *

C) Dori olish

D) Siydik tahlili

9. Chekish homiladorlikka ta’siri?

A) Ahamiyatsiz

B) Fetal o‘sish cheklovi, preterm tug‘ish xavfi *

C) Faqat ona uchun xavfli

D) Yaxshi ta’sir

10. NTD xavfi yuqorilarda foliy kislota dozasi?

A) 400 mkg

B) 1 mg

C) 5 mg *

D) 10 mg

20-MAVZU: GINEKOLOGIYADA HAMSHIRA PARVARISHI: ROLI, VAZIFALARI VA ETIK MASALALAR

REJA

1. Ginekologik hamshiraning roli va professional vazifalari

2. Ginekologik bemorlar bilan muloqot: etik va psixologik yondashuv

3. Maxfiylik, hurmat va ayollar salomatligi targ'iboti

Tayanch iboralar

Ginekologik hamshira | Holistic parvarish | Maxfiylik | Ma'lumotli rozilik | Psixologik qo'llab-quvvatlash | Sog'liqni targ'ib qilish | Madaniy sezgirlik | Professional rivojlanish | Hamkorlik | Bemorni kuzatuv

Ginekologik hamshira — bu soha bo'yicha ixtisoslashgan tibbiyot xodimi bo'lib, ginekologik bemorlarning har tomonlama (holistic) parvarishini ta'minlaydi. U nafaqat tibbiy protseduralarni bajaradi, balki bemorning psixologik, ijtimoiy va ma'naviy ehtiyojlarini ham inobatga oladi. Zamonaviy ginekologik hamshira akusher-ginekolog jamoasining to'laqonli va mustaqil a'zosi.

Ginekologik hamshiraning asosiy vazifalari: Klinik vazifalar (tekshiruvlarga tayyorlash, protseduralar, dori berish, kuzatuv). Ta'lim vazifasi (bemorga kasalligi, dori va protseduralar haqida tushuntirish). Koordinatsiya (shifokor, laboratoriya, boshqa mutaxassislar bilan aloqa). Hujjatlashtirish (tibbiy qaydlar, kuzatuv). Targ'ibot (profilaktika, skrining).

Ginekologik muammo bor ayol bilan muloqot o'ziga xos yondashuv talab etadi. Ayollar intim soha kasalliklarida uyatchilik, qo'rquv, noqo‘laylik his qilishi mumkin. Hamshira: xavfsiz muhit yaratish, maxfiylikni ta’minlash, hukmron bo‘lmagan muloqot olib borish, bemorni tinglash, savol berish imkoniyati berilishi.

Ma’lumotli rozilik ginekologik amaliyotning etik asosi. Har qanday tekshiruv, protsedura yoki davolashdan oldin bemor to‘liq ma’lumot olishi va erkin qaror qabul qilishi kerak. Hamshira ushbu jarayonning muhim qismi — bemorning savollariga javob berish, tushunilganini tekshirish, bosim o‘tkazmasdan qaror qabul qilishiga yordam berish.

Maxfiylik — ginekologik amaliyotda ayniqsa muhim. Bemor ma’lumotlari (tashxis, davolash, shaxsiy ma’lumotlar) uchinchi shaxslarga berilmaydi. JYYI, abort, jinsiy muammolar, baxtsiz homiladorlik — bular ayniqsa nozik masalalar. Maxfiylik buzilishi bemorning ishonchini yo‘qotishga olib keladi.

Psixologik qo'llab-quvvatlash: Ginekologik kasalliklar ko'pincha kuchli psixologik ta'sir qiladi — saraton, bepushtlik, jinsiy muammolar, tushish, endometrioz, menopauz. Hamshira bu ta'sirlarni tushunib, empatik muloqot qilishi kerak. Psixolog va ruqoniy yordamga yo'naltirish kerak bo'lganda.

Madaniy va diniy sezgirlik: Turli madaniyat va din vakillari o'z jinsiy salomatliklari haqida turlicha tasavvurlarga ega. Hamshira ushbu farqlarni hurmatlashi, hukm chiqarmasligi, har bir bemorning qadriyatlariga muvofiq parvarish ko'rsatishi kerak. Muloqot usullarini bemorning foniga moslash muhim.

Ginekologik skrining va profilaktikani targ'ib qilish: Pap-smear (bachadon bo'yni saratoni), mammografiya (ko'krak bezi), HPV vaksinatsiyasi, osteoporoz skriningi, qon bosimi, qandli diabet — bularning barchasiga oid ma'lumot berish hamshiraning muhim vazifasi.

Sog'lom hayot tarzi (to'g'ri ovqatlanish, faollik, chekmaslik) targ'iboti.

Professional rivojlanish: Ginekologik tibbiyot tez rivojlanadi — yangi laparoskopik texnikalar, robotik jarrohlik, yangi dori-darmonlar, IVF texnologiyalari. Hamshira doimiy ta'lim orqali yangi bilimlarni egallashi kerak. Ilmiy konferensiyalar, ixtisoslashtirilgan kurslar, professional uyushmalarga a'zolik.

Ginekologik hamshira va professional hamkorlik: Akusher-ginekolog, onkoгинekoloг, reproduktolog, psixolog, dietolog, fizioterapevt, ijtimoiy ishchi — bularning barchasi bilan samarali hamkorlik zarur. Umumiy bemorga yo'naltirilgan yondashuv (patient-centered care) hamkorlikda eng yaxshi natija beradi.

Savol va topshiriqlar

1. Ginekologik hamshiraning asosiy vazifalarini ayting.

2. Intim soha kasalliklarida bemorlar bilan muloqotda qanday yondashuv kerak?

3. Maxfiylik prinsipi ginekologiyada qanday muhim?

4. Madaniy sezgirlik nima va u nima uchun muhim?

Test savollari

1. Ginekologik hamshiraning ta'lim vazifasi nimani o'z ichiga oladi?

A) Faqat protseduralar

B) Bemorga kasalligi, dori va protseduralar haqida tushuntirish *

C) Faqat kuzatuv

D) Hujjatlashtirish

2. Ma'lumotli rozilik nima?

A) Bemorni majburlash

B) To'liq ma'lumot asosida erkin qaror qabul qilish *

C) Formal qog'oz imzolash

D) Shifokor qarorini qabul qilish

3. Ginekologik amaliyotda maxfiylik ayniqsa muhim?

A) Kamroq muhim

B) JYYI, abort, jinsiy muammo kabi nozik ma'lumotlarda *

C) Faqat saratonda

D) Har doim bir xil

4. Madaniy sezgirlik hamshira uchun nima?

A) Til bilish

B) Turli madaniyat va qadriyatlarni hurmat qilish *

C) Faqat din hisobi

D) Tarjimon bo'lish

5. Ginekologik hamshira profilaktika targ'ibotida nima qiladi?

A) Faqat dori beradi

B) Pap-smear, mammografiya, HPV vaksinatsiyasi haqida ma'lumot beradi *

C) Faqat kuzatadi

D) Protsedura o'tkazadi

6. Holistic parvarish nima?

A) Faqat kasallikni davolash

B) Jismoniy, psixologik, ijtimoiy va ma'naviy ehtiyojlarni inobatga olish *

C) Dori buyurish

D) Jarrohlik

7. Ginekologik hamshira psixologik qo'llab-quvvatlashda nima qiladi?

A) Hech narsa

B) Empatik muloqot, zarur bo'lganda psixologga yo'naltirish *

C) Faqat tinglash

D) Maslahat berish

8. Professional rivojlanish nima uchun muhim?

A) Ish haqini oshirish uchun

B) Yangi bilim va texnologiyalardan xabardor bo'lish *

C) Formallik

D) Lavozim oshirish

9. Ginekologiyada jamoa hamkorligi kimlarni o‘z ichiga oladi?

A) Faqat ginekolog va hamshira

B) Ginekolog, psixolog, dietolog, fizioterapevt va boshqalar *

C) Faqat shifokorlar

D) Faqat hamshiralar

10. Ginekologik skriningga nimalar kiradi?

A) Faqat qon tahlili

B) Pap-smear, mammografiya, HPV vaksinatsiya *

C) Faqat UTT

D) Faqat qon bosimi

GLOSSARIY

(Barcha 20 mavzuga oid asosiy ginekologik atamalar alfavit tartibida)

Adenomiyoz: Endometriyal to‘qimaning bachadon muskuliga (miometriy) kirib borishi; og‘riqli va ko‘p hayz kasalligi.

Adneksit (salpingo-oforit): Bachadon naylari va tuxumdonlarning yallig'lanishi; bepushtlikning asosiy sabablaridan biri.

Amenoreya: Hayz ko'rishning yo'qligi; birlamchi (16 yoshgacha) va ikkilamchi (3 oy to'xtash) turlari bor.

Amniotsentez: Homiladorlikda qorin devori orqali amniotik suyuqlik olish; xromosoma tekshiruvi uchun.

Anovulyatsiya: Ovulyatsiyaning bo'lmasligi; bepushtlik va menstrual buzilishlarning asosiy sababi.

Astsit: Qorin bo'shlig'ida suyuqlik to'planishi; tuxumdon saratoni kabi og'ir kasalliklarda uchraydi.

Atrofik vaginit: Menopauzada estrogen kamayishi sababli qin shilliq qavatining yupqalashishi; quruqlik, kuyish.

Azoospermiya: Spermatozoidlarning umuman yo'qligi; erkak bepushtligining og'ir shakli.

BAE (Bachadon arteriyasini embolizatsiya): Miomaning qon ta'minotini to'xtatib kichraytirish uchun minimal invaziv usul.

Bakterial vaginoz: Qin normal mikroflorasining buzilishi; baliq hidi bilan kulrang-oq ajralmalar xarakterli.

Bachadon naysi (truba uteri): Tuxumdon va bachadonni bog'lovchi nay; urug'lanish shu yerda sodir bo'ladi.

Bachadon prolapsusi: Pelvik zamin zaiflashishi natijasida bachadonning pastga tushishi.

Beta-hCG: Homiladorlik gormoni; homiladorlik va trofoblastik kasalliklarni aniqlashda ishlatiladi.

Bimanual tekshiruv: Bir qo'l qorinda, bir qo'l qinda joylashtirib bachadon va tuxumdonlarni palpatsiya qilish.

Biopsi: Tekshirish uchun to'qima namunasi olish; histologik tashxis uchun.

BRCA1/2: Ko'krak bezi va tuxumdon saratoni xavfini sezilarli oshiruvchi genetik mutatsiyalar.

CA-125: Tuxumdon saratoni kuzatuvida ishlatiladigan onkomarker; spetsifiklik past.

CIN (Servikal intraepitelial neoplaziya): Bachadon bo'yni epiteli displaziyasi; I-III darajalarra bo'linadi.

Dismenoreya: Hayz davridagi og'riq; birlamchi (prostaglandinlar) va ikkilamchi (organik sabab) turlari.

Dispareunia: Jinsiy aloqada og'riq; endometrioz, vaginizm, atrofik vaginit sababli.

DVT (Chuqur vena trombi): Chuqur vena ichida qon ivib qolishi; ginekologik operatsiyalardan keyin xavf oshadi.

Ektopik homiladorlik: Urug'langan tuxumning bachadondan tashqarida (ko'pincha nayi) implantatsiyasi.

Endometrioz: Endometriyal to'qimaning bachadon tashqarisida joylashishi; og'riq, bepushtlik keltirib chiqaradi.

Endometrit: Bachadon shilliq qavatining yallig'lanishi; ko'pincha tug'ruq yoki abort dan keyin.

Endometriy: Bachadon shilliq qavati; har menstrual sikl da o'zgaradi va to'kiladi.

Enterotsele: Qin orqali ingichka ichaklar tushishi; pelvik organ prolapsusi turi.

Episiotomiya: Tug'ruqda perineyni kesish; yirtilishning oldini olish uchun.

Estrogen: Asosiy ayollik gormoni; reproduktiv a'zolar rivojlanishi, menstrual sikl, suyak sog'lig'i.

Eutektopiya: Bachadon bo'yni ektopiyasi; silindrli epiteliyning tashqi bo'ynini qoplashi.

Fallopiy nayi: Bachadon nayining boshqa nomi; tuxumdon va bachadonni bog'laydi.

Fitoestrogen: O'simlik asosidagi zaif estrogen ta'sirli moddalar; soya, kızılüçgundan olinadi.

Foliy kislota: B9 vitamini; neyral naychasi nuqsonlarini oldini olish uchun homiladorlikda zarur.

Follikulyar kista: Tuxumdonda ovulyatsiya bo'lmagan follikuladan hosil bo'ladigan kista.

FSG (Folikul stimullovchi gormon): Gipofiz gormoni; tuxumdonda follikul o'sishini rag'batlantiradi.

Gemostaz: Qon ketishni to'xtatish; biologik (ivish), mexanik (bosim) va kimyoviy usullar.

Giperandrogenizm: Ortiqcha androgen gormoni; PTOS, akne, girsutizm, soch to'kilishiga olib keladi.

Giperplaziya endometriy: Endometriyning me'yordan ko'proq o'sishi; saraton oldi holat bo'lishi mumkin.

Girsutizm: Ayollarda erkaklar uchun xos joylarda ortiqcha tuk o'sishi; giperandrogenizm belgisi.

Gisterektomiya: Bachadonni operatsion olib tashlash; laparoskopik, laparotomik yoki vaginal usulda.

Gisteroskopiya: Qin orqali bachadon bo'shlig'iga kamera kiritish; diagnostik va operatsion.

GnRH agonistlari: Gipofiz gormonini bostiruvchi dorilar; endometrioz, mioma, IVF protokollarida.

Gonoreya: Neisseria gonorrhoeae qo'zg'atuvchi JYYI; ko'pincha **simptomsiz, bepushtlikka olib keladi.**

Hayot zanjiri (ginekologiyada): Skrining → tashxis → davolash → kuzatuv ketma-ketligi.

hCG (Xorionik gonadotropin): Homiladorlik gormoni; ektopik homiladorlik, moliyar homiladorlik tashxisida muhim.

Hemoperitoneum: Qorin bo'shlig'iga qon quyilishi; nay yorilishida hayotga xavfli holat.

Herpes genitalis: HSV-2 qo‘zg‘atuvchi og‘riqli pufaklar bilan kechadigan surunkali JYYI.

HPV (Inson papillomavirusi): Bachadon bo‘yni saratoni asosiy sababi; 100+ seroтip, 16 va 18 onkogen.

HSG (Gisterosalpingografiya): Bachadon va nayi rentgen kontrast bilan ko‘rish; nayli o‘tkazuvchanlik tekshiruvi.

IKSI: Intrasitoplazmatik sperma injeksiyasi; og‘ir erkak bepushtligida IVF da qo‘llaniladi.

Insulin qarshiligi: Hujayralar insulinga javob bermasligi; PTOS ning muhim patogenez omili.

Intrauterin inseminatsiya (IUI): Tozalangan spermani bachadon ichiga yuborish; bepushtlik davolashda.

IVF (In vitro fertilizatsiya): Tuxum va sperma hujayrani laboratoriyada birlashtirish va embrionni bachadonga ko‘chirish.

JYYI (Jinsiy yo‘l bilan yuqadigan infeksiyalar): Jinsiy aloqa orqali yuqadigan infektsiyalar guruhi; klamidiya, gonoreya, sifilis, herpes, HPV.

Kegel mashqlari: Pelvik zamin muskullarini mustahkamlash uchun mashqlar; prolapsus va siydik qochishida.

Kista tuxumdon: Tuxumdonda suyuqlik to‘plangan bo‘shliq; fiziologik va patologik turlari.

Klamidiya: Chlamydia trachomatis qo‘zg‘atuvchi keng tarqalgan JYYI; ko‘pincha simptomsiz kechadi.

Klimakteriy: Reproduktiv faollikdan qarigacha bo‘lgan hayot davri; tuxumdon funksiyasi pasayadi.

Klomifen sitrat: Ovulyatsiya induktori; PTOS va bepushtlikda birinchi qatorda qo‘llaniladi.

Kolpit (vaginit): Qin shilliq qavatining yallig‘lanishi; kandidoz, trixomoniaz, bakterial vaginoz turlari.

Kolposkopiya: Bachadon bo'ynini optik kattalashtiruvchi asbob bilan tekshirish; CIN tashxisida.

Konizatsiya: Bachadon bo'ynidan koni shaklida to'qima kesish; CIN II-III davolashda.

Kontrasepsiya: Homiladorlikning oldini olish usullari; gormonal, mexanik, xirurgik turlari.

Kyuretaj (qirish): Bachadon shilliq qavatini qirish; tashxis va gemostatik maqsadlarda.

Laparoskopiya: Qorin bo'shlig'iga kichik teshiklar orqali kamera kiritish; diagnostik va operatsion.

Laparotomiya: Qorin bo'shlig'ini ochiq kesish orqali operatsiya; katta aralashuvlar uchun.

Levonorgestrel (LNG): Progestin gormoni; favqulodda kontrasepsiya, LNG-IUS (Mirena) da ishlatiladi.

Leykoplakiya (bachadon bo'yni): Bo'yinda oq dog'lar; biopsi talab etadi, atipik tur saraton xavfi.

LG (Lyuteinlovchi gormon): Gipofiz gormoni; ovulyatsiyani qo‘zg‘atadi; PTOS da LG/FSG nisbati oshgan.

Lynch sindromi: Endometrial va kolorektal saraton xavfini oshiruvchi irsiy genetik sindrom.

Ma’lumotli rozilik: Bemorning to‘liq ma’lumot asosida erkin qaror qabul qilish huquqi.

Menarhe: Birinchi hayz ko‘rish; o‘rtacha 12-13 yoshda boshlanadi.

Menopauza: So‘nggi hayzdan keyin 12 oy davomida hayz bo‘lmasligi; o‘rtacha 51 yoshda.

Menorragiya: Hayzning haddan ziyod ko‘p (>80 ml) yoki uzoq (>7 kun) bo‘lishi.

Metotreksat: Tez bo‘linuvchi hujayralarga ta’sir qiluvchi dori; ektopik homiladorlik davolashda.

Metrorragiya: Sikldan mustaqil qon ketish; saraton, polip, endometrioz belgisi bo‘lishi mumkin.

Mioma uteri: Bachadon silliq muskulidan hosil bo‘ladigan yaxshi sifatli o‘simta; keng tarqalgan.

Miomektomiya: Miomani saqlab bachadonni saqlash operatsiyasi; kelajak homiladorlik uchun.

Mirena (LNG-IUS): 5 yil mobaynida lokal progesteron chiqaruvchi bachadon ichidagi tizim; kontrasepsiya va menorragiya.

MRI pelvis: Pelvik organlarni tasvirlashda ishlatiladi; saraton staging, adenomiyoz, endometrioz.

Nayli homiladorlik: Ektopik homiladorlikning eng ko'p shakli (95%); nay yorilishi hayot uchun xavfli.

NIPT (Invaziv bo'lmagan prenatal test): Ona qonida homila DNK sini tekshirish; xromosoma anomaliyalari uchun.

Norton-shkalasi: Yotoq yarasi xavfini baholash shkalasi; ginekologiyada emas, umumiy hamshiralik.

Oforit: Tuxumdonlar yallig'lanishi; ko'pincha salpingit bilan birga (salpingo-oforit).

OKS (Oral kontratseptiv): Estrogen + progesteron tabletkalar; kontrasepsiya, PTOS, akne, endometriozda.

Oligo-amenoreya: Hayz siklining 35 kundan uzun yoki yo'qligi; PTOS ning tipik belgisi.

Onkomarker: Saraton bilan bog'liq qondagi moddalar; CA-125, AFP, hCG ginekologiyada.

Ovulyatsiya: Tuxumdon follikulasidan tuxum hujayrasi chiqishi; LG surji tomonidan qo'zg'atiladi.

Pap-smear (sitologik tahlil): Bachadon bo'ynidan shilimshiq surib olish va laboratoriyada ko'rish; saraton skrinigi.

Pearl indeksi: 100 ayol 1 yil kontrasepsiya ishlatsa nechta homiladorlik bo'lishini ko'rsatuvchi indeks.

Pelvik organ prolapsusi (POP): Pelvik zamin zaiflashishi sababli bachadon, qin, siydik pufagi yoki ichak tushishi.

Pelvik yallig‘lanish kasalligi (PYK): Yuqori jinsiy yo‘llar yallig‘lanishi; endometrit, salpingit, oforit, pelvioperitonit.

Perimenopauza: Menopauzadan oldingi 2-5 yillik o‘tish davri; sikl o‘zgarishi, vazomotor simptomlar.

Pessariy: Qinga kirgiziluvchi silikon qurilma; bachadon prolapsusini mexanik ushlab turish.

PGD (Preimplantatsion genetik diagnostika): IVF da embrionning genetik xastaliklari uchun tekshirilishi.

Pipelle biopsi: Ingichka biopsi asbob bilan endometriy namunasi olish; ambulatoriya usul.

Postmenopauza: Menopauzadan keyingi butun hayot; estrogen past, osteoporoz, yurak kasalliklari xavfi.

Prenatal konsulting: Homiladorlikni rejalashtirish va monitoring; foliy kislota, TORCH, genetik maslahat.

Progesteron: Tuxumdon gormoni; endometriyni tayyorlash, homiladorlikni saqlash uchun zarur.

Prolaktin: Sut bezlari faoliyatini boshqaruvchi gormon; oshishi bepushtlik sababiga olib keladi.

PTOS (Politsistik tuxumdon sindromi): Giperandrogenizm, anovulyatsiya, politsistik tuxumdon kombinatsiyasi; eng ko'p endokrin kasallik.

Rektotsele: Qin orqali to'g'ri ichak tushishi; defekatsiya qiyinligi bilan kechadi.

Reproduktiv salomatlik: WHO ta'rifiga ko'ra jinsiy va reproduktiv tizimning to'liq jismoniy, psixologik va ijtimoiy farovonligi.

Rotterdam mezonlari: PTOS tashxisi uchun 3 ta mezondan 2 tasi: anovulyatsiya, giperandrogenizm, UTT manzarasi.

Rubella: Qizilcha; homiladorlikda xavfli TORCH infeksiyasi; immunizatsiya zarur.

Salpingektomiya: Bachadon nayini olib tashlash; ektopik homiladorlik, saraton prophylaxis.

Salpingit: Bachadon nayi yallig‘lanishi; adneksit tarkibiy qismi.

Sariq tana (corpus luteum): Ovulyatsiyadan keyin hosil bo‘luvchi tuzilma; progesteron ishlab chiqaradi.

Servisit: Bachadon bo‘yning yallig‘lanishi; klamidiya, gonoreya qo‘zg‘atadi.

Sifilis: Treponema pallidum qo‘zg‘atuvchi JYYI; 3 bosqichda kechadi, penitsillin bilan davolanadi.

Sistotsele: Qin orqali siydik pufagining tushishi; stres siydik qochishi bilan kechadi.

Spekulyar ko‘rik: Qin speculum (oyna) yordamida qin va bachadon bo‘yni ko‘rish.

Stres siydik qochishi (SUI): Yo‘tal, kulish, sakrashda siydik chiqishi; pelvik zamin zaiflashuvi sababli.

Submukoz mioma: Bachadon bo‘shlig‘iga o‘saydi; menorragiya va bepushtlikning asosiy sabablaridan.

Tiroid kasalligi (ginekologiyada): Gipo- va gipertireoz menstrual sikl va bepushtlikka ta’sir qiladi.

TORCH infeksiyalar: Ona homilaga o‘tkazishi mumkin bo‘lgan infeksiyalar: Toksoplazmoz, Rubella, CMV, Herpes.

Transvaginal UTT: Qin orqali ultratovush tekshiruvi; bachadon, tuxumdon, endometriyni yaxshi ko‘rsatadi.

Trixomoniaz: Trichomonas vaginalis qo‘zg‘atuvchi JYYI; ko‘pikli sariq ajralmalar xarakterli.

Tuxumdon saratoni: 'Sokin qotil'; erta bosqichda simptom bermaydi; BRCA mutatsiyasi xavfni oshiradi.

Ulipristal asetat: Selektiv progesteron reseptor modulyatori; mioma va favqulodda kontrasepsiyada.

Urodynamika: Siydik yo‘llari funksiyasini tekshirish; stres siydik qochishi tashxisida muhim.

Vaginal gisterektomiya: Qin orqali bachadonni olib chiqish; tashqi kesish yo‘q; prolapsus uchun.

Vaginizm: Jinsiy aloqada involuntar qin muskullarining tirishishi; dispareunia sababi.

Vaksinatsiya HPV: Gardasil/Cervarix; bachadon bo‘yni saratoni profilaktikasida; 9-26 yoshda qo‘yiladi.

Vulva: Tashqi ayol jinsiy a’zolari: katta-kichik lablar, klitor, Bartolin bezlari.

Vulvit: Tashqi jinsiy a’zolar yallig‘lanishi; qichishish, kuyish, qizarish bilan kechadi.

WHO reproduktiv salomatlik: Reproduktiv va jinsiy tizim to‘liq farovonligi; kontrasepsiya, JYYI, saraton skriningni o‘z ichiga oladi.

Zimnitskiy namunasi: Ginekologiyaga emas, nefrologiyaga tegishli; shu bilan birga umumiy tibbiyot bilim.

Zondlash (bachadon): Bachadon bo‘shlig‘ining chuqurligini aniqlash; operatsiyalar oldidan o‘tkaziladi.

Shanкr: Sifilis I bosqichida paydo bo‘ladigan og‘riqsiz yara.

FOYDALANILGAN ADABIYOTLAR

O‘zbek tilidagi adabiyotlar:

1. Abdullayeva Sh.S., Yusupova M.T. Ginekologiya: Darslik. — Toshkent: Tibbiyot, 2021. — 528 b.

2. Askarov A.A. Ginekologik operatsiyalar va parvarish. — Toshkent: Ibn Sino, 2020. — 312 b.

3. Inomov M.I., Qodirov I.A. Reproduktiv salomatlik va ginekologiya asoslari. — Toshkent: ToshDTU, 2022. — 280 b.

4. Ismoilova Z.T. Akusherlik va ginekologiyada hamshira parvarishi. — Toshkent: Sog‘liqni saqlash, 2019. — 360 b.

5. Karimova D.Yu. Endokrin ginekologiya. — Toshkent: ToshTibIlmiy, 2020. — 244 b.

6. Muxtorov O‘.M. Ginekologik saraton kasalliklarining oldini olish. — Toshkent: Akademiya, 2018. — 176 b.

7. Nazarova G.H. Jinsiy yo'l bilan yuqadigan infeksiyalar. — Toshkent, 2021. — 148 b.

8. Rahimova F.S. Bepushtlik va yordamchi reproduktiv texnologiyalar. — Toshkent: Yangi nashr, 2022. — 256 b.

9. Toshmatov N.T. Ginekologiyada diagnostik usullar. — Toshkent, 2020. — 192 b.

10. Xoliqova M.A. Klimakteriy davr va menopauza. — Toshkent: TPMI, 2021. — 168 b.

Rus tilidagi adabiyotlar:

11. Kulakov V.I., Savelyeva G.M. Ginekologiya: Natsionalnoe rukovodstvo. — Moskva: GEOTAR-Media, 2020. — 1176 s.

12. Manukhin I.B., Tumilovich L.G., Gevorkyan M.A. Ginekologicheskie zabolevaniya. — Moskva, 2019. — 480 s.

13. Smetnik V.P. Menopauzalnaya meditsina. — Moskva: MIA, 2018. — 312 s.

14. Sukhikh G.T. Besplodnyy brak: sovremennye podkhody k diagnostike i lecheniyu. — Moskva: GEOTAR-Media, 2019.
15. Tatarchuk T.F. Reproduktivnoe zdorovye zhenshchiny. — Kiev, 2020. — 344 s.

Xorijiy adabiyotlar:

16. Berek J.S. Berek & Novak's Gynecology. — 16th ed. — Wolters Kluwer, 2020. — 1408 p.
17. Clark-Pearson D.L., Geller E.J. Complications of Hysterectomy. — Obstet Gynecol, 2021.
18. ESHRE Endometriosis Guideline 2022. — European Society of Human Reproduction and Embryology.
19. Hoffman B.L. et al. Williams Gynecology. — 4th ed. — McGraw-Hill, 2020.
20. Lobo R.A. et al. Comprehensive Gynecology. — 7th ed. — Elsevier, 2021.

21. NICE Guideline: Heavy menstrual bleeding (NG88). — National Institute for Health and Care Excellence, 2021.

22. Rock J.A., Jones H.W. TeLinde's Operative Gynecology. — 12th ed. — Wolters Kluwer, 2021.

Internet va elektron manbalar:

23. World Health Organization. Reproductive health. — www.who.int/health-topics/reproductive-health

24. American College of Obstetricians and Gynecologists. — www.acog.org

25. O'zbekiston Respublikasi SSV. Ginekologik yordam standartlari. — www.ssv.uz

Muallif haqida qisqacha ma'lumot

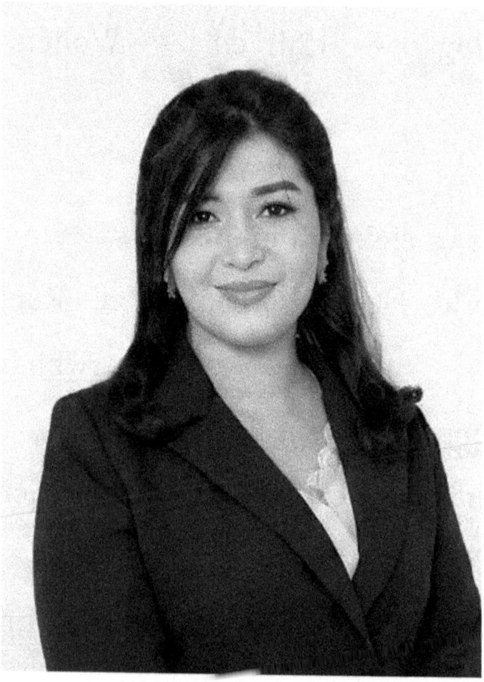

Sidikova Nixola A'loxon qizi

Hozirda ImpulsTtibbiyot Institutida 4- bosqichida

Grand asosida ta'lim olib kelmoqda.

MUNDARIJA